立即改善！告別脂肪肝！

專爲**脂肪肝**患者設計的飲食指南&食物營養成分BOOK

栗原診所　東京・日本橋 院長
栗原 毅 監督編修

常常生活文創

contents

4	只要改變飲食方法和食材挑選方式，1星期就能有效改善脂肪肝！
6	變胖的原因是「醣類」造成的脂肪肝
8	基礎知識─01 自己沒問題嗎？檢查一下脂肪肝
10	基礎知識─02 肝臟是什麼樣的器官？
12	基礎知識─03 脂肪肝引起可怕的疾病
14	醣類攝取量控制在每日250g（男性）、200g（女性）有效改善脂肪肝
16	每天少量運動明顯改善脂肪肝
18	既有飽足感又不會使血糖值上升的最強「蛋白質」
20	多數人在不知不覺間攝取過量醣類
22	令人意外的那些含醣類食物竟然與脂肪肝息息相關
24	正確用餐順序為肉・魚→蔬菜→醣類
26	立刻做得到！改善脂肪肝的飲食方法
28	對健康有益的水果反而帶來反效果 跳脫「水果健康神話」的迷思
30	喝酒OK！多費點心思找到合適的飲酒方式
32	喝了不容易發胖的酒和設為拒絕往來戶的酒
34	飯前・兩餐間吃「高可可含量巧克力」，打造不發胖體質

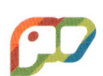

36	改善脂肪肝的高可可含量巧克力吃法
38	飲用「高濃度綠茶」就能擊退脂肪肝！
40	改善脂肪肝的高濃度綠茶飲用法
42	牙周病阻礙脂肪肝的治療！？
44	「刷牙和清舌苔」消除牙周病，改善脂肪肝！
46	善用本書的方法
48	判讀數據的方法

● PART 1　主菜

50	肉類・肉料理
64	常用的代表性調味料① DATA
65	魚貝類・魚貝料理
77	蛋・蛋料理
79	大豆製品・豆料理
81	常用的代表性調味料② DATA

● PART 2　配菜

84	蔬菜・蔬菜料理
96	海藻・海藻料理
97	湯類

● PART 3　主食

100	飯
104	麵包
107	常用的代表性調味料③ DATA
108	麵
115	其他主食

● PART 4　其他食品・飲料

118	牛乳・乳製品	133	罐頭
122	水果	136	非酒精飲料
125	種子堅果	138	酒類
126	甜點		

142　美味又有飽足感！**低醣食物一覽**

Column

82　改變食物挑選方式！
了解「胺基酸評分」

116　完全不攝取醣類也是大NG！
均衡攝取營養素最重要

150　食物營養成分索引

003

逐漸變成**新國病**的脂肪肝

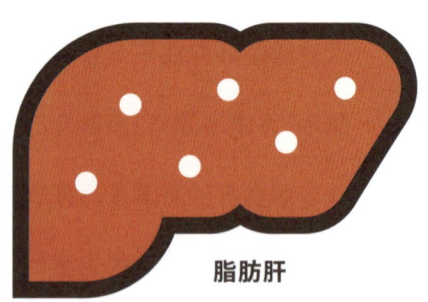
脂肪肝

脂肪肝是現代社會最常見的肝臟疾病，據說每3位日本人中就有1位脂肪肝患者。一般而言，當肝臟的三酸甘油酯含量超過20％，就會被診斷為脂肪肝。

脂肪肝的最大特徵是「沒有自覺症狀」！

有這些症狀的人可能都是脂肪肝引起！

容易疲累　　沒有食慾　　肩膀僵硬　　頭腦昏沉沉
　　　　　　　　　　　　　　　　　　　　　　　等等

肝臟沒有感覺疼痛的神經，即便受損也可能沒有任何感覺。除了透過健康檢查的數據得知，出現上述症狀時也可能患有脂肪肝。

只要改變飲食方法和食材挑選方式

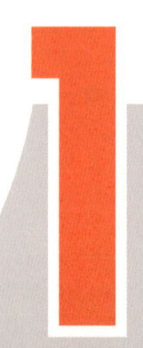星期就

「稍微減少」醣類，就能改善脂肪肝！

攝取過多醣類

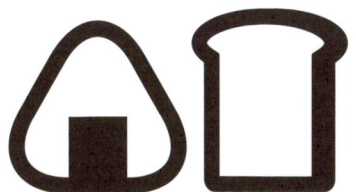

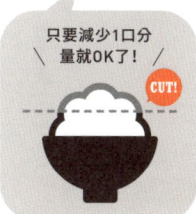

只要減少1口分量就OK了！
CUT!

運動不足　　攝取過量酒精

飲酒過量和缺乏運動也是造成脂肪肝的原因，但最主要的誘因是攝取過量醣類。所以只要減少一口分量的醣類，脂肪肝的改善程度肯定讓人大吃一驚。

再稍微加上一些巧思，將有更進一步的**改善**

吃些高可可含量的黑巧克力　　飲用高濃度綠茶　　刷牙

抑制糖分吸收！　　促進脂肪燃燒！　　預防造成脂肪肝惡化的牙周病！

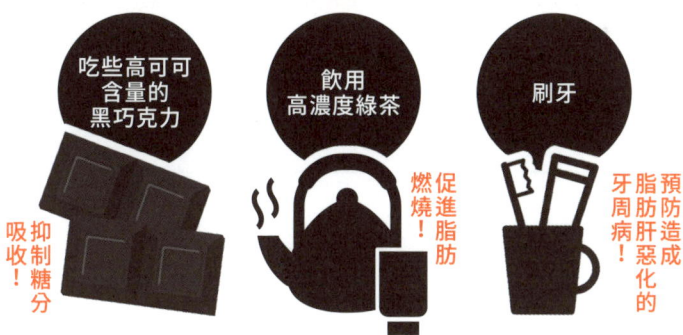

能有效改善脂肪肝！

脂肪肝是由於脂肪囤積在肝臟中，無論男女都可能罹患的疾病。
但只要稍微改變日常的飲食習慣和食材選擇，就能有效改善脂肪肝。

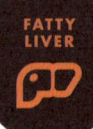

肥胖的原因是「醣類」造成的脂肪肝

【 肥胖的原因是醣類攝取過量！ 】

肥胖的原因是「醣類」攝取過量。醣類使體內血糖值上升，這時候胰臟會分泌名為「胰島素」的荷爾蒙，將血糖帶入細胞中以降低血液中的血糖值。進入細胞中的血糖被製作成能量，而未能消耗的部分則轉變成「三酸甘油酯」並儲存在肝臟作為備用能量，而這也是形成脂肪肝的原因。

【 脂肪肝造成肥胖的原因 】

三酸甘油酯隨血液流動被送往全身作為能量使用，但過量未能消耗的部分則會囤積在肝臟。一旦脂肪堆積在肝臟，不僅降低肝臟功能，減重所需的能量代謝也會隨之下降。換句話說，攝取過量醣類使脂肪肝持續進展，同時也會一步步邁向肥胖之路。

比起脂肪，醣類更容易造成肥胖

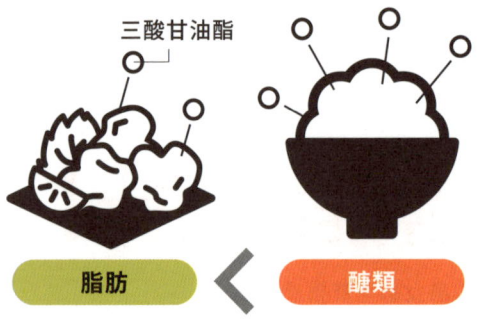

減重過程中，減少醣類攝取比減少脂肪（卡路里）更具效果。攝取醣類使血糖值急速上升時，身體會分泌大量胰島素，促使多數血糖進入細胞內。而未能消耗的血糖則會合成為三酸甘油酯。

含醣量高的飲食造成脂肪肝的機轉

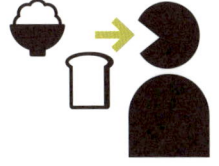 → 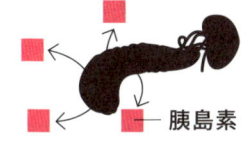 →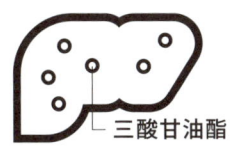

攝取過量醣類，血糖值急速上升。 → 胰島素分泌過剩。 → 胰島素作用下促使脂肪合成堆積。

攝取過量醣類時，分泌大量胰島素以抑制血糖值上升。當胰島素過剩會開始作用於脂肪細胞，促進脂肪合成且抑制脂肪分解，進而使脂肪堆積於內臟。

高醣比高脂更容易促使血糖值上升

吃完一塊高熱量的沙朗牛排，血糖值幾乎沒有什麼變化，但相對於此，吃完一個高醣飯糰，血糖值則會明顯上升。

吃完沙朗牛排（160g）後的血糖值變化

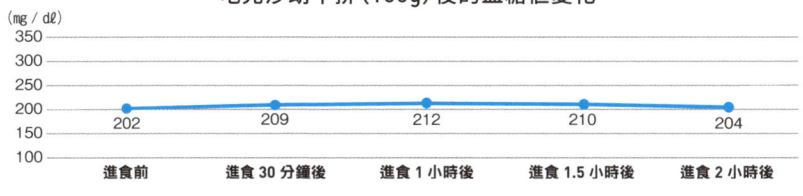

吃完3個飯糰和罐裝咖啡後的血糖值變化

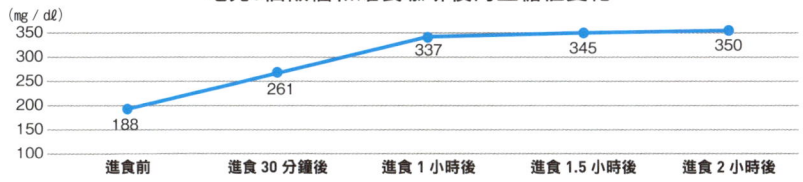

出處：栗原診所 東京・日本橋調查資料

007

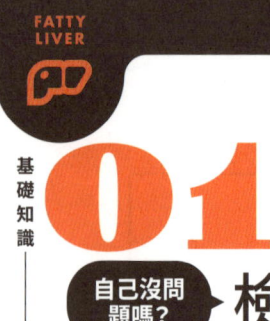

01 檢查一下脂肪肝

基礎知識 — 自己沒問題嗎？

【 每3位日本人中就有1位脂肪肝患者 】

據說每3位日本人中就有1位脂肪肝患者，亦即大約4000萬人有脂肪肝問題。誘發原因除了喝酒，還有攝取過量醣類、缺乏運動等極為常見的不良生活習慣。其中**最主要的原因是攝取過量醣類。一直無法順利減重的人，可能是因為攝取過量醣類造成脂肪肝所致**。

【 透過查檢表和肝功能檢測確認脂肪肝 】

擔心「我可能有脂肪肝……」的人，可以嘗試透過生活習慣和周遭環境相關的簡單查檢表加以確認。另外，**藉由肝功能檢測中確認肝臟蛋白質代謝的3種酵素數值，也有助於釐清是否有脂肪肝問題**。就讓我們先從了解自己的身體狀態開始吧。

形成脂肪肝的3大原因

形成脂肪肝的原因除了飲酒過量和缺乏運動外，也可能是攝取過量醣類所造成，患有脂肪肝的日本人中，絕大多數都是這個因素造成。這也就表示不少人在不知不覺間攝取過多醣類。

一起來檢測脂肪肝吧！

脂肪肝是一種無關年齡與性別，任何人都可能罹患的疾病。下列查檢表中符合3項以上者，罹患脂肪肝的可能性很高。

- ☐ 感覺小腹突出
- ☐ 感覺肌肉衰弱
- ☐ 沒有運動習慣
- ☐ 感覺口乾舌燥
- ☐ 沒有確實做好牙齒保養工作
- ☐ 吃飯時習慣先吃主食
- ☐ 2餐以上都以白飯為主食的情況一週至少5天
- ☐ 一週吃3次以上的麵食
- ☐ 幾乎每天都吃水果
- ☐ 喜歡味道濃郁的食物
- ☐ 經常10分鐘以內吃完一餐
- ☐ 每天喝酒（1天的酒精量，男性40g以上，女性20g以上）
- ☐ 睡覺時遲遲難以入眠
- ☐ 起床後還是覺得很疲累
- ☐ 有抽菸習慣
- ☐ 收縮壓超過130mmHg

透過身體健康檢查報告書中的肝功能檢查項目，可以得知是否有脂肪肝！

從肝臟代謝相關的3種酵素指數也可以確認是否罹患脂肪肝。

\ 兩項酵素指數皆超過16U／L的話，脂肪肝的可能性很高！ /

ALT	
參考值	10～30U／L
理想值	5～16U／L

AST	
參考值	10～30U／L
理想值	5～16U／L

＋

\ 這個指數也需要多留意！ /

γ-GTP		
參考值	男性	10～50U／L
	女性	10～30U／L

攝取過量醣類時，指數率先上升的就是ALT。數值高表示脂肪肝可能漸進發展中。

除了肝臟，肌肉遭破壞時，這個指數也會升高，必須連同ALT指數進行評估。

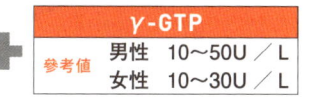

肝臟或膽道異常時，這個指數會升高。雖然是酒精性肝功能障礙的評估依據，但壓力也會造成這個指數上升。

009

基礎知識

02 肝臟是什麼樣的器官？

【　　　唯有肝臟健康，方能減重成功　　　】

<mark>肝臟是人體最大的器官，負責「營養素代謝」、「生成膽汁」、「解毒・分解有害物質」三大重要功能</mark>。主要任務是代謝食物中的醣類、分解有害物質或酒精等使其轉為無害化。也就是說，<mark>唯有肝臟正常運作，才有機會順利減重</mark>。

【因為是「沉默的器官」，出現症狀才補救恐為時已晚】

肝臟具有強大的再生能力，些許受損完全不會影響健康。之所以被稱為「沉默的器官」，就是因為即便出現異常，通常也不會有明顯的自覺症狀。肝臟沒有感覺疼痛的神經，<mark>即便肝臟中三酸甘油酯的比例已經超過20%，也不會出現明顯症狀，因此病症容易在不知不覺中漸進發展</mark>。基於這樣的緣故，早期發現肝臟疾病非常重要。

肝臟是人體最大的器官

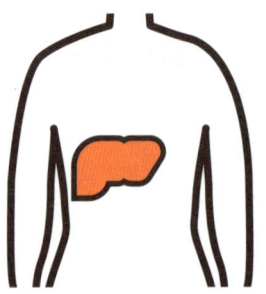

肝臟位於腹部右上方，是人體最大的器官。肝臟重量約體重的2.5%左右，以成年人來說，相當於1kg左右。上接橫膈膜，下緊鄰胃和十二指腸，內含大量血液。最大特徵是具有非常強大的細胞再生能力。

肝臟3大功能

肝臟具有3大功能，在人體健康上占有一席重要地位，想要順利減重，這些功能必須正常運作。

❶ 營養素代謝

分解・合成食物中的營養素，將其轉變為身體能夠使用的形式，或者幫助儲存並依需要運送至其他部位。

❷ 生成膽汁

生成膽汁以幫助消化脂肪，排出肝臟內不需要的物質。膽汁儲存於膽囊內，於開始進食後輸送至十二指腸。

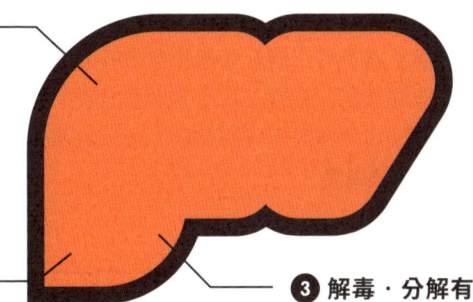

❸ 解毒・分解有害物質

將藥物或酒精等血液中的有害物質加以無毒化。將酒精轉為無害的「醋酸」並排出體外。

感覺疼痛或出現症狀恐為時已晚！

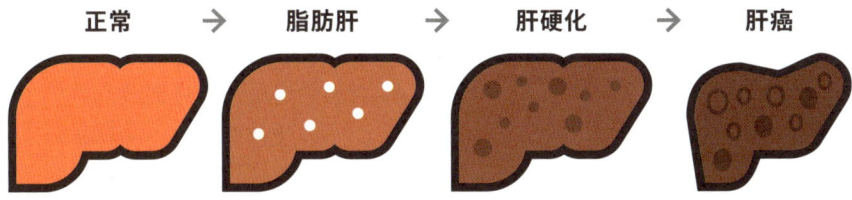

正常 → 脂肪肝 → 肝硬化 → 肝癌

即便在發展成肝硬化的過程中也幾乎沒有自覺症狀。肝硬化早期僅有輕微的倦怠感，出現症狀時恐已經是肝硬化中末期。

基礎知識

03 脂肪肝引起可怕的疾病

【 治療脂肪肝有助於預防慢性病 】

患有脂肪肝時,過多的三酸甘油酯和膽固醇從肝臟溢出至血液中,導致血液變黏稠。血脂附著於血管壁上,或者損害血管,進一步會引起高血壓或動脈硬化。多數慢性病都和血管異常有密不可分的關係。也就是說,**脂肪肝容易提高罹患慢性病的風險**。

脂肪肝是所有慢性病的導火線

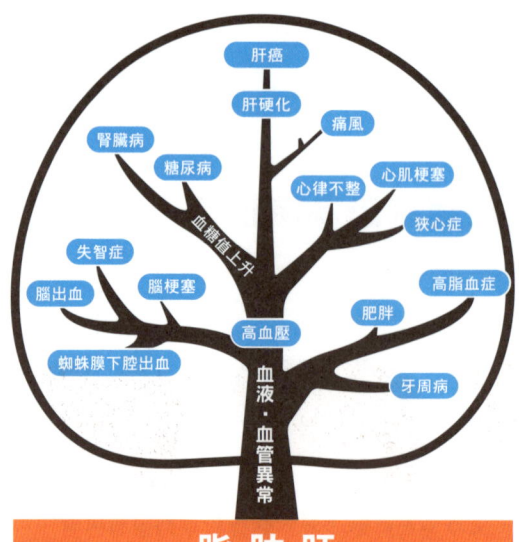

除了高血壓和糖尿病,牙周病和失智症也是慢性病的一種,屬於血液、血管異常造成的「血管病變」。多數情況下,脂肪肝引發血管異常時,若不及時妥善處理,恐容易引發各種疾病。因此,治療脂肪肝有助於改善慢性病。

脂肪肝損害血管而導致高血壓

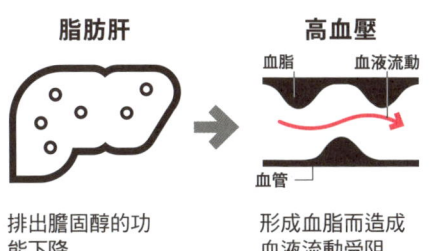

脂肪肝的進展使三酸甘油酯和膽固醇增加，導致血管壁上形成血脂，進而使血液流動受阻。這會逐漸演變成引起動脈硬化或高血壓的導火線。

糖尿病的主要原因是脂肪肝

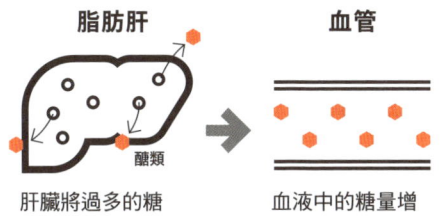

患有脂肪肝時，代謝醣類等營養素的功能下降，導致無法有效控制血糖。肝臟進一步將過多的糖釋放至血液中，當血液中的糖量愈來愈多，便容易加速糖尿病的進展。

脂肪肝也會導致失智症!?

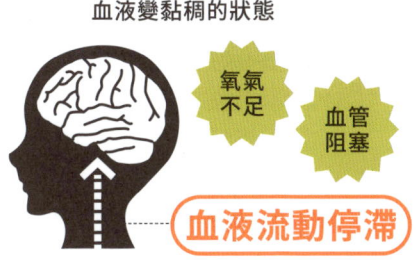

阿茲海默症型失智症是因為腦部血流受阻，導致神經細胞遭到破壞而引起。脂肪肝會導致血液變黏稠，一旦沒有足夠的血液和氧氣輸送至大腦，恐容易引發失智症。

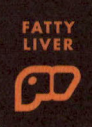

醣類攝取量控制在每日 250g、200g，有效改善脂肪肝
（男性）（女性）

【 過量和過少都NG！掌握適度醣類攝取量 】

治療脂肪肝的第一步是減少三酸甘油酯。所以必須減少脂肪根源，也就是減少醣類攝取量。但完全不攝取醣類也是大大NG。**過度限制醣類攝取的減重會使身體誤以為處在飢餓狀態，反而將體內的三酸甘油酯送入肝臟囤積，形成「營養缺乏性脂肪肝」**。

【 只要減少一口分量的醣類，便能有效減重 】

減少醣類攝取量會促使消耗肝臟內的三酸甘油酯，也因為抑制血糖值上升而使身體處於難以堆積脂肪的狀態。那麼，應該減少多少醣類攝取量才足夠呢？**最理想的醣類攝取量為男性1天250g，女性1天200g。只要平時少吃一口飯**，便有助於減少三酸甘油酯。

醣類攝取量過少，形成『營養缺乏性脂肪肝』！

每日醣類的建議攝取量

男性 **250g**　　女性 **200g**

注意過度限制醣類攝取容易形成「營養缺乏性脂肪肝」。過度減少肝臟內的三酸甘油酯時，容易使身體感覺到飢餓，反而導致體內的三酸甘油酯都往肝臟集中。每日醣類的建議攝取量，男性為250g，女性為200g。

減少醣類攝取有助於減重的理由

減少醣類攝取會連帶減少體脂肪的生成，而當能量不足時，便會開始消耗肝臟內的三酸甘油酯。減少醣類攝取也有助於避免血糖值急速上升而導致脂肪增加。

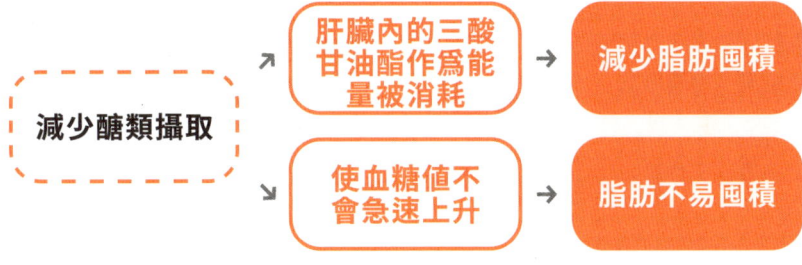

如何做到『稍微減醣』

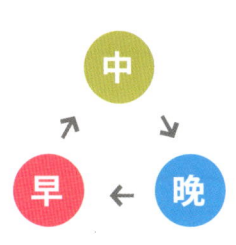

1天規律吃三餐

每天規律吃三餐，不會因為感到飢餓而不小心飲食過量，減少每餐的攝取量有助於避免血糖值急速上升。

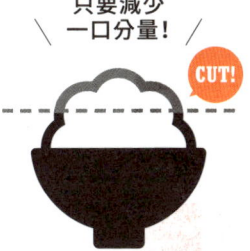

稍微減少醣類攝取量

關鍵在於稍微減量而非完全不攝取醣類。只要減少一口飯的分量，就會有十足的效果。攝取量過少也是大NG！

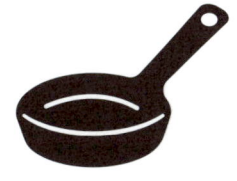

自己料理三餐時確實進行調整

外食容易有醣類攝取過量的情形。對於認為剩餘食物是一種浪費而堅持吃完的人來說，外食更容易有醣類攝取過量的情形，建議自己料理三餐以調整分量。

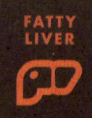

每天少量運動
明顯改善脂肪肝

【 **肌肉幫助燃燒體內脂肪** 】

身體活動需要燃燒脂肪以作為能量使用,而<mark>體內最需要能量的是肌肉</mark>。「消耗能量=燃燒脂肪」,所以肌肉量愈多,脂肪消耗得愈多。由此可知,透過運動增加肌肉量,有助於改善脂肪肝。

【 **比起激烈運動,不勉強地持續運動更有效** 】

雖然運動具有改善脂肪肝的效果,但不推薦激烈運動。最重要的是必須能夠長時間持續鍛鍊,所以在不勉強的狀態下運動,才會有最好的效果。透過走路等<mark>緩慢且長時間持續的「有氧運動」和肌肉鍛鍊等瞬間給予肌肉負荷的「無氧運動」互相搭配,就算沒有激烈運動,也足以減少脂肪</mark>。

增加肌肉量,自然能夠改善脂肪肝!

1天能量的消耗比例

- 攝食產熱效應(DIT) 約10%
- 身體活動量 約30%
- 基礎代謝 約60%

基礎代謝項目(前3名)
1位 肌肉…約22%　2位 肝臟…約21%
3位 腦…約20%

肌肉約占基礎代謝總量的22%,與其他器官相比,榮登第一名。基礎代謝是指人體保持體溫、呼吸等維持生命所需消耗的最低能量。也就是說,只要肌肉量增加,能量消耗自然跟著增加,所需燃燒的脂肪也會變多。

資料出處:引用改編自厚生勞働省e-healthnet「身體活動能量代謝」/「人類臟器・組織於平靜狀態下的代謝量」糸川嘉則等人編撰《營養學總論 改訂第3版》南江堂,141-164,2006

重要的是「組合式運動」而非激烈運動

進行需要消耗氧氣的有氧運動，幫助燃燒脂肪；進行瞬間施加負荷於肌肉的無氧運動，幫助提升肌肉量。

有氧運動 ＝ 燃燒脂肪

無氧運動 ＝ 增加肌肉量

1天走路15分鐘幫助加速脂肪燃燒！

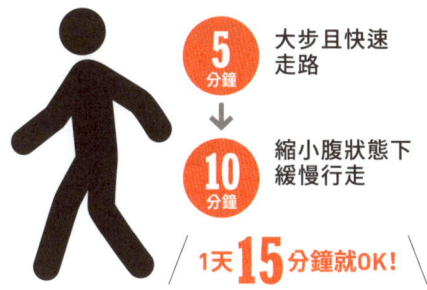

- 5分鐘：大步且快速走路
- 10分鐘：縮小腹狀態下緩慢行走

1天15分鐘就OK！

改變前半段與後半段的走路速度，在短時間內提升燃燒脂肪的效果。一開始的5分鐘，加大步伐且加快走路速度，接下來放慢走路速度，維持縮小腹的狀態下緩慢行走10分鐘。只需要1天走路15分鐘，便能加速脂肪燃燒。

吃太多時，走路避免血糖值急速上升

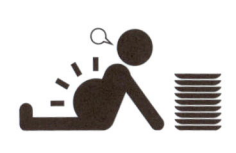 →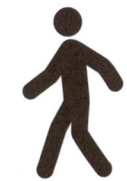

不小心吃太多時…… → 只要走路就OK！

因外食等攝取過量醣類時，建議飯後走走路，像是提前一個車站下車並走路回家，藉由活動身體，有助於避免血糖值急速上升。

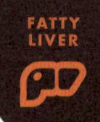

既有飽足感又不會使血糖值上升的最強「蛋白質」

【 無須擔心脂肪！大口吃豬五花肉 】

減少醣類攝取的同時積極攝取「蛋白質」。蛋白質是增加肌肉時最不可或缺的營養素，比起大豆等植物性蛋白質，肉和魚等動物性蛋白質更容易為人體吸收，建議大家積極攝取動物性蛋白質。肉本身的脂肪和血糖值無關，可以無須考慮熱量問題盡情享用吧。

【 提高增強肌肉所需的白蛋白 】

動物性蛋白質還有一個優點，就是富含增加肌肉量所需要的「白蛋白」，白蛋白能夠增加血液中的蛋白質。有足夠的白蛋白不僅能增加肌肉以提高基礎代謝率，還能使肌膚和毛髮充滿光澤。相反的，白蛋白不足會使肌肉量減少，進而導致免疫力下降，這一點務必特別留意。肉類尤其含有豐富的白蛋白。

積極攝取吸收速度快的動物性蛋白質

動物性蛋白質
肉　魚　蛋　起司　等

植物性蛋白質
大豆　蠶豆　豌豆　等

蛋白質分為動物性蛋白質和植物性蛋白質二種，積極攝取吸收速度快的動物性蛋白質比較能夠有效增加肌肉。除了魚和肉，也建議多攝取雞蛋。雞蛋和膽固醇數值沒有關係，1天吃2～3顆也OK。

提高白蛋白值,增加肌肉!

白蛋白是肝臟製造的蛋白質之其中一種。在血液中和各種物質結合並將營養素搬運至身體各部位,作用於肌肉量和全身健康。

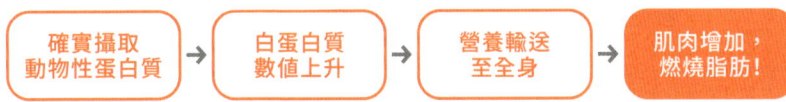

從身體狀況可見白蛋白是否足夠

如果身上長肌肉,皮膚有光澤,代表白蛋白數值正常。而肌肉量減少且肌膚暗沉,表示白蛋白數值下降。

白蛋白數值 (g/dl)	身體症狀	白蛋白數值 (g/dl)	身體症狀
～3.6	身體功能下降	～4.7	頭髮恢復健康
～4.1	新型營養不良	～4.8	指甲變健康
～4.4	肌肉開始增加	～5.0	表情生動
～4.6	頭髮有光澤	5.0～	理想

體重決定食量

體重60kg的人
1天所需之蛋白質基準

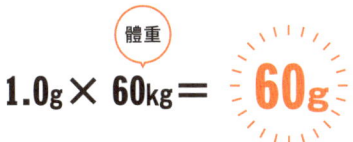

1天所需的蛋白質量依每個人的體重而有所不同。「1.0g × 體重 = 1天所需的蛋白質量」。以體重為60kg的人為例,基本上1天需要60g的蛋白質。現在,先讓我們來掌握自己最理想的蛋白質攝取量吧。

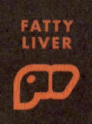

多數人在<u>不知不覺</u>間<u>攝取過量</u>醣類

【　　　愈在意熱量的人愈可能攝取過量醣類！　　　】

針對全國20～60歲男女性共1000人進行「飲食生活與糖之現況調查」，根據調查報告顯示，無論哪一個年齡層，每日醣類攝取量都超過標準值。尤其女性醣類攝取過量的情況比男性多。除此之外，從報告中可得知**飲食生活中愈在意熱量的人，愈可能攝取過量醣類**。

【　　　　　　了解飲食中的醣類含量　　　　　　】

以目前的現況來說，大部分的人雖然會特別留意熱量，但對於醣類卻往往漠不關心。因此在不知不覺中，攝取過量醣類的人愈來愈多。基於這個緣故，**我們必須先了解平常的飲食中究竟含醣量有多少。接下來，請將重點擺在減醣，而不是一味減少熱量**。

┌──────────────────────────────┐
│　　　　　一碗白飯含有多少醣量！？　　　　　│
└──────────────────────────────┘

如果問到「1碗飯的含醣量大概等同於幾顆方糖？」多數人的回答都是少於實際數量。

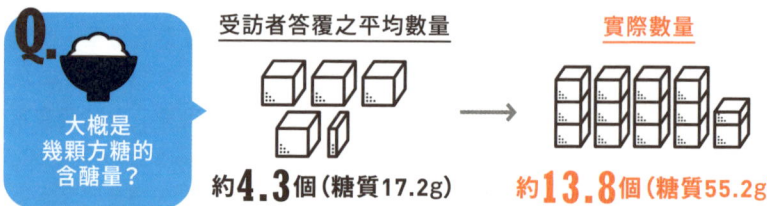

※札幌啤酒研究調查（栗原毅監督編修）
資料出處：札幌啤酒股份有限公司「飲食生活與糖之20～60歲男女性1000人現況調查」

任何年齡層的人都有醣類攝取過量的問題！

以下圖表為各年齡層醣類攝取超過標準值的比例，從圖表中可以看出每個年齡層的醣類攝取量都很高。折線圖為回答「特別在意熱量」的人數比例。也就是說，多數醣類攝取過量的人都格外在意攝取多少熱量。

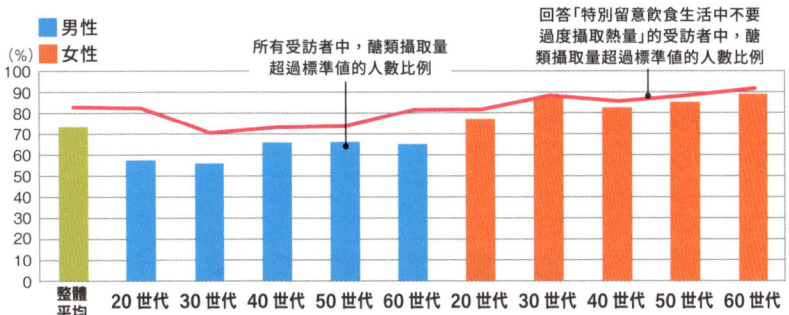

※「卡路里」：「熱量＝能量」的單位。來自碳水化合物、蛋白質、脂肪　「醣類」：碳水化合物減去膳食纖維
※札幌啤酒研究調查（栗原毅監督編修）
資料出處：札幌啤酒股份有限公司「飲食生活與糖之20～60歲男女性1000人現況調查」

1天飲食中攝取的醣量

任何年齡層的男女性每日醣類攝取量都超過標準值。尤其50世代的女性，醣類攝取量都超過400g，甚至是標準值的2倍左右。整體平均值為320.23g，換成方糖來計算的話，大約80顆。由此可知，多數人醣類攝取過量的情況有多麼嚴重。

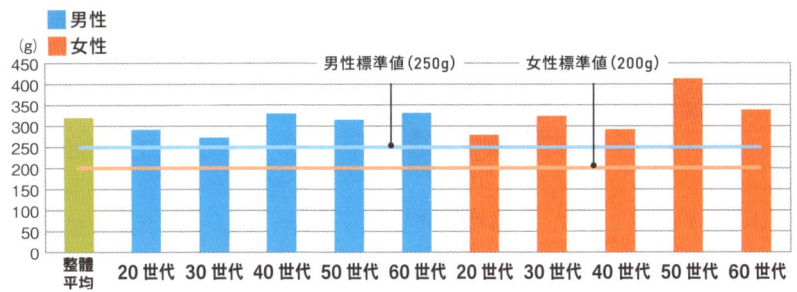

※札幌啤酒研究調查（栗原毅監督編修）
資料出處：札幌啤酒股份有限公司「飲食生活與糖之20～60歲男女性1000人現況調查」

021

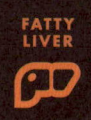

令人意外的那些含「醣類」食物
竟然與脂肪肝息息相關

【 　　　唯有掌握含醣量才能避免攝取大量醣類　　　 】

怕胖而避免攝取高熱量食物，反而可能攝取過量醣類。舉例來說，凱薩沙拉和冬粉沙拉。乍看之下，凱撒沙拉含醣量較高，但其實含醣量較高的是冬粉沙拉。冬粉的製造原料是馬鈴薯或豆類等澱粉，所以含醣量較高。

【 　　　　　小心乍看之下很健康的食物　　　　　 】

水果是健康食物的代表之一，但水果含醣量高，需注意吃太多容易造成肥胖。水果含有的果糖屬於單醣類，是醣類中人體吸收最快的一種。看似含醣量低的食物很可能是陷阱，所以首要之務是必須了解哪些食物的含醣量高。

哪些食物含醣量高？

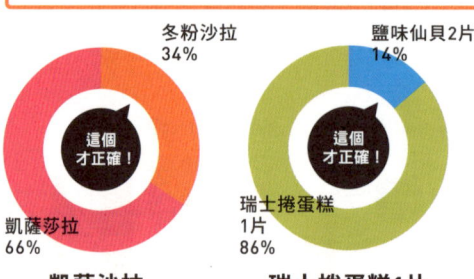

「凱薩沙拉和冬粉沙拉」、「1片瑞士捲蛋糕和2片鹽味仙貝」哪些食物的含醣量較高？大家的答案多半不正確。冬粉的原料是馬鈴薯或豆類等澱粉，仙貝的原料是米，所以這兩者的含醣量較高。

其實它會造成肥胖！？隱藏版高醣量食物

底下的食物其實含醣量也很高。玄米、蕎麥麵、香蕉等，一般看似不會造成肥胖的食物，其實是隱藏版高醣量食物。

玄米 (150g)	豆皮壽司 (1個)	蕎麥麵 (260g)
	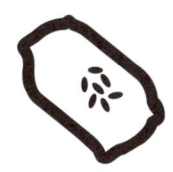	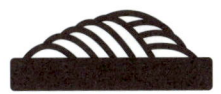
醣量 51.3g	醣量 14.2g	醣量 53.6g
和風蕈菇義大利麵 (1人份)	烤蕃薯 (130g)	香蕉 (90g)
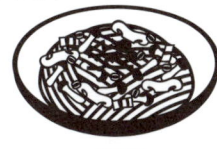	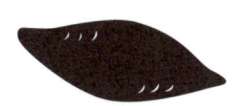	
醣量 67.2g	醣量 38.6g	醣量 19.3g
糖果 (5g)	乳酸菌飲料 (150g)	番茄汁 (150g)
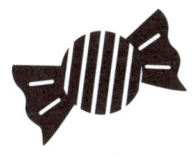	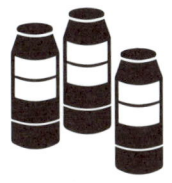	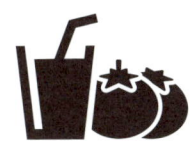
醣量 4.9g	醣量 24.6g	醣量 4.9g

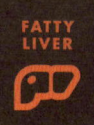

正確用餐順序為
肉・魚→蔬菜→醣類

【 先吃蛋白質，米飯等醣類擺最後 】

只是改變用餐順序，同樣的飲食內容也可能讓您變瘦或變胖。最理想的用餐順序為先吃含有蛋白質的食物，接著是富含膳食纖維的食物，膳食纖維有助於阻礙醣類吸收，最後才是含醣類食物。空腹時充分攝取維持肌肉所需的蛋白質，將醣類放在最後不僅能避免攝取過量，也能抑制血糖上升。

【 吃太快NG！務必細嚼慢嚥 】

吃太快是造成肥胖的原因之一。為了改善脂肪肝和減重，細嚼慢嚥是重要關鍵。多花一點時間咀嚼食物，除了可以讓血糖上升速度變慢，還能夠增加飽足感以避免飲食過量。規定自己「用餐時間超過20分鐘以上」、「一口咀嚼30次」，養成細嚼慢嚥的飲食習慣。

吃太快造成肥胖的3大理由

為什麼吃太快會造成肥胖？

1 血糖值急速上升

大量醣類在短時間內被送往腸胃，導致血糖值急速上升，進一步促進脂肪合成。分泌過量胰島素也會增加罹患糖尿病的風險。

2 沒有飽足感而不自覺飲食過量

從開始進食到飽食中樞受到刺激而產生飽足感，大概需要20分鐘。進食時間短於20分鐘的話，容易因為感受不到飽足而飲食過量。

3 唾液分泌減少，容易造成牙周病

吃太快表示沒有充分咀嚼，這時候唾液分泌量會減少。唾液具有抑制口腔內細菌繁殖的功用，一旦唾液分泌量減少，便容易造成蛀牙和牙周病。

只要改變用餐順序，就能有效改善脂肪肝！

蛋白質→膳食纖維→水分→醣類的順序是最不容易累積脂肪且造成肥胖的用餐模式。醣類是身體能量的來源，不能完全不攝取，還是必須少量補充。

❶ 蛋白質（主菜）

維持肌肉量的重要營養素，一開始就要充分攝取。蛋白質容易產生飽足感，有助於避免攝取過量醣類。

肉　　魚　　蛋　　等

❷ 膳食纖維（配菜・蔬菜等）

蔬菜、海藻、蕈菇等膳食纖維具有阻礙醣類吸收的功用。在醣類之前攝取的話，能夠抑制血糖值上升。

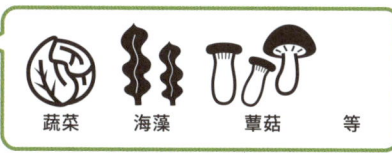

蔬菜　海藻　蕈菇　等

❸ 水分（配菜・湯類）

攝取醣類之前先休息一下，喝點味噌湯或其他湯類等水分，增加飽足感。

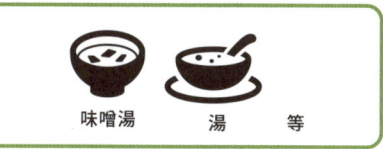

味噌湯　　湯　　等

❹ 醣類（主食）

最後才攝取主食的醣類，這樣自然能避免攝取過量。血糖值上升速度也會變得較為緩慢。

白飯　　麵包　　等

先吃蛋白質的理由

先吃蛋白質能夠避免血糖值飆升，自然不容易合成脂肪。再加上蛋白質能夠增加飽足感，在醣類之前先攝取，有助於避免攝取過量醣類。

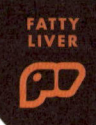

立刻做得到！
改善脂肪肝的<u>飲食方法</u>

【　　　　透過飲食方式輕鬆減脂　　　　】

改善脂肪肝不需要過度限制飲食或劇烈運動。只要稍微改變飲食方式，就能順利加以改善。熟記2大重點。一是<mark>減少一口分量的醣類</mark>。一是<mark>避免過長的空腹時間</mark>。空腹狀態容易加速醣類吸收，導致血糖值急速上升。

【　　　持續多費點心思，身體自然變纖細　　　】

減少一口醣量的技巧有很多。舉例來說，「<mark>將早餐的吐司從6片改切成8片</mark>」、「<mark>確認食品營養成分標示，盡量挑選不含碳水化合物和醣類的食物</mark>」等。<mark>規律攝取3餐就不會拉長空腹時間</mark>。持續多費點心思，無痛減脂一點都不困難。

重點就只有2個！

改善脂肪肝的飲食方式主要有2個重點。這2點都非常簡單，只要徹底遵守，必能逐漸減去內臟脂肪。

減少一口分量的醣類

少吃一口分量的主食，每餐減少一點醣類攝取。只要這麼做就能減少每天醣類總攝取量的一成左右。

空腹時間不宜過長

空腹時間過長容易造成飲食過量，也容易使血糖值急速上升。早、中、晚規律攝取三餐是最理想的飲食方式。

026

最強減重早餐！『醋納豆』

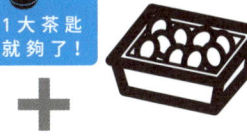

抑制脂肪合成！　豐富的蛋白質！

1大茶匙就夠了！

醋　＋　納豆

醋所含的「醋酸」具有抑制脂肪合成，幫助脂肪燃燒的功用，而且還可以抑制飯後血糖值上升。而納豆則是富含蛋白質，建議在1天當中吸收力最好的早餐時段食用。

花點巧思的減重飲食

減醣技巧五花八門。平時我們總在不知不覺間攝取過量醣類，所以只要花點巧思，就能減少醣類攝取量。

花點巧思
將整條吐司從6片改切成8片

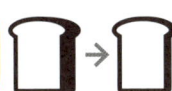

以吐司當早餐的情況下，從6片改切成8片。能夠在絲毫不減少滿足感的情況下達到減醣目的。

花點心思
選擇含醣量較少的調味料

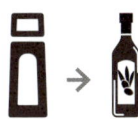

調味醬汁或番茄醬等通常含醣量較高。盡量選擇含醣量較低，像是橄欖油的調味料。

花點巧思
確認食品營養標示

熱量	157kcal
蛋白質	5.7g
脂肪	16.8g
碳水化合物	12.6g
一醣類	8.4g
一膳食纖維	4.2g
鈉	0.3g

確認食品營養標示，檢查碳水化合物（醣類）的含量。盡量避免含醣量高的食物。

花點心思
聚餐之前先吃一點

聚餐之前先墊墊肚子的話，不僅能避免飲食過量，還能抑制血糖值急速上升。堅果類等高蛋白質食物是不錯的選擇。

聚餐之前先吃一些！

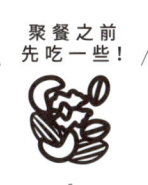

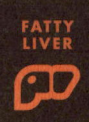

對健康有益的水果反而帶來反效果！
跳脫「水果健康神話」的迷思

【　　　水果所含的醣類最容易被人體吸收！　　　】

大眾普遍認為水果對人體健康有益，但其實吃太多反而傷身體。原因出在水果所含的「果糖」。醣類分為單醣類、雙醣類、寡醣類、多醣類，分子數愈少，身體吸收的速度愈快。果糖屬於分子數少的單醣類，因身體容易吸收而導致脂肪增加。

【　　　即便血糖值不上升，三酸甘油酯也會增加　　　】

血糖值是指血液中的葡萄糖濃度。無論攝取多少果糖，並不會直接造成血糖值上升。但果糖會在肝臟轉換成葡萄糖，所以攝取過量果糖容易導致糖尿病。除此之外，過量的果糖在肝臟進行糖解作用，搖身變成三酸甘油酯。一旦三酸甘油酯囤積在肝臟，就會逐漸發展成脂肪肝。

了解醣的種類

醣類
多醣類
（澱粉、肝醣等）

糖類
雙醣類
（乳糖、蔗糖等）

單醣類
（葡萄糖、果糖等）

醣類依分子結合數量的不同分為4類。其中分子數量最少的是果糖等單醣類，其次是雙醣類、寡醣類，而分子數量最多的是澱粉等多醣類。分子數量少且身體吸收速度快的單醣類和雙醣類，也就是我們一般常說的「糖」。

吃過量水果是大NG！

同樣是水果，但含醣量因水果種類而有所不同。注意水果愈甜，含醣量愈高。想吃水果時，盡量選擇含醣量較少的水果種類。

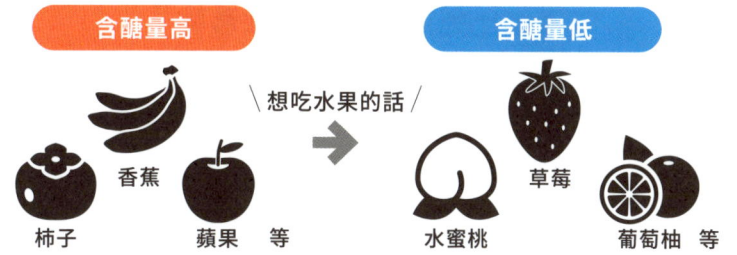

每天早上一串晴王麝香葡萄是形成脂肪肝的原因！？

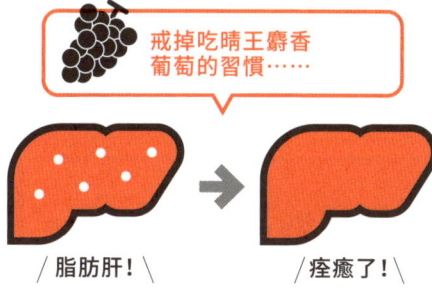

我有一位患者連續3天狂吃晴王麝香葡萄，導致ALT和AST數值急速上升，甚至形成脂肪肝。一旦戒吃晴王麝香葡萄，數值立即有所改善。每天吃水果的人，有可能因此形成脂肪肝。

注意不含酒精飲料中的果糖！

不含酒精的飲料中通常會添加取自玉米或馬鈴薯等澱粉製作的「高果糖玉米糖漿（HFCS）」甜味劑。由於果糖含量高，喝太多容易攝取過量醣類！

果糖含量
50％未達…葡萄糖異構糖漿
50％以上…高果糖玉米糖漿
90％以上…高果糖糖漿

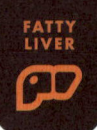

喝酒OK！
多費點心思找到合適的飲酒方式

【 　　　　下酒菜比喝酒更容易導致發胖　　　　】

常喝酒的人容易發胖，原因出在含醣量多的「下酒菜」。喝酒時往往不小心吃太多平常不吃的高醣量零食，再加上酒精具有促進食慾的作用，啤酒搭配下酒菜，最後再以拉麵收尾……一口接一口，完全停不下來。

【 　　　　不會囤積脂肪的下酒菜和飲酒方法？　　　　】

持續「酒精＋高醣量下酒菜」只會導致脂肪不斷囤積。但只要改成低醣量的下酒菜，酒精本身其實不會讓人發胖。另一方面，慢慢咀嚼慢慢吃，放下筷子後再喝酒，這樣也有助於避免吃過量和喝過量。多費點心思在飲酒方法上，既能健康地開心喝酒又不容易發胖。

飲酒過量容易發胖的原因

喝酒會促進食慾	→	導致吃過量！
趕不及分解酒精和下酒菜（醣類），造成肝臟疲勞	→	脂肪容易堆積！
酒精助長下酒菜吞下肚的速度	→	吃太快！

酒精促進食慾大增，再加上過量攝取「酒精＋高醣量下酒菜」，造成肝臟過度勞累，而且在酒精作用下，不知不覺吃太快又吃太多。最終導致肝功能下降，進而容易堆積脂肪。

為了肝功能好，飲酒前先吃東西

推薦前3名
第1名 蛋白質
第2名 膳食纖維
第3名 油脂類

舉例來說…
 富含好菌的乳製品
 蛋白質油脂類唐揚炸雞 等

為了避免空腹造成飲食過量，喝酒前最好先吃點東西。最理想的食物是代謝酒精時需要的營養素蛋白質、抑制血糖上升的膳食纖維，以及同樣可以避免血糖值上升的油脂類。

挑選不會發胖的下酒菜

OK！ 毛豆　堅果類　等

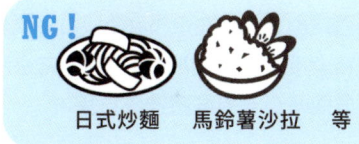
NG！ 日式炒麵　馬鈴薯沙拉　等

首先，盡量避免含醣類食物。酒精和高醣量的下酒菜一起吃下肚容易加快醣類吸收，導致血糖值急速上升，而這也是變胖的原因之一。毛豆、堅果類、唐揚炸雞等富含蛋白質的食物最適合作為下酒菜。

脂肪肝的原因不是酒，而是收尾的那碗拉麵！？

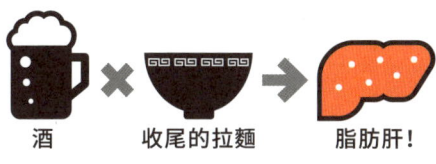
酒　×　收尾的拉麵　→　脂肪肝！

拉麵主要成分是醣類，最不適合作為下酒菜。晚上吃拉麵的話，因為身體不再大量消耗熱量而會直接轉化為脂肪。再加上鹽分高，不僅導致血壓上升，也容易對肝臟和血管造成損害。

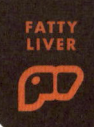

喝了**不容易發胖的酒**
和設為**拒絕往來戶的酒**

【　　若要喝酒，無醣蒸餾酒好過釀造酒　　】

即便是酒類，挑選含醣量少的準沒錯。**含醣量最少的是燒酒、威士忌、伏特加等蒸餾酒。因為不含醣類，最適合在意內臟脂肪的人飲用。**而釀造酒雖然含醣，若要飲用，建議選擇含醣量相對較少的紅葡萄酒，每100ml約含醣0.2g。

【　　注意蒸餾酒的種類和飲用方式　　】

即便是蒸餾酒，飲用方式也可能造成無意間攝取過量醣類。例如**使用果汁和燒酒調製而成的Chu-hai等，由於果汁含有果糖，間接提高了含醣量。**另外，酒精濃度較高的罐裝Chu-hai通常會添加糖漿，所以含醣量比較高。酒精濃度高的同時也會對肝臟造成負擔。

酒類分為釀造酒、蒸餾酒
和添加香氣與果實的混成酒

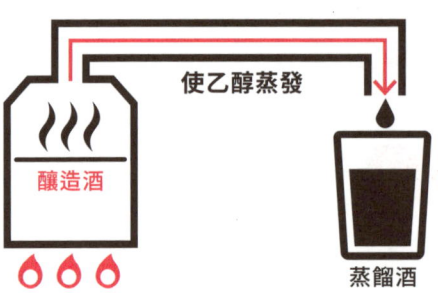

「釀造酒」是指在穀物或果實中加入酵母使其發酵成含有酒精的液體。而「蒸餾酒」則是再進一步加熱，使蒸發的酒精冷卻並濃縮成濃度更高的液體。在釀造酒、蒸餾酒中加入香氣、果實和砂糖，就變成像是利口酒或梅酒的「混成酒」。

盡量只喝蒸餾酒

想要飲酒，建議只喝燒酒、威士忌等不含醣的蒸餾酒。調酒時建議改用熱水、茶、或無糖碳酸飲料。盡量少喝含醣的釀造酒。

＼ 蒸餾酒OK！ ／　　　　　　＼ 少喝釀造酒！ ／

 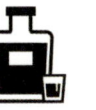   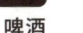 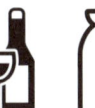 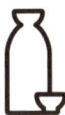

燒酒　威士忌　白蘭地　等　　啤酒　葡萄酒　日本酒　等

選擇燒酒時，比起「甲類」，優先選擇「乙類」

燒酒分為「連續式蒸餾燒酒（甲類）」、「單式蒸餾燒酒（乙類）」，以及2種混合在一起的「甲乙類混合燒酒」3種類型。其中被稱為正統燒酒的乙類，從近年來的實驗報告中可以得知，這種燒酒具有促進血液循環的效果，特別是地瓜燒酒（芋燒酎）和泡盛的效果最好。

挑選威士忌的重點

威士忌大致分為2類

威士忌大致分為「麥芽威士忌」和「穀物威士忌」2大類，麥芽威士忌的蒸餾時間較長，價格相對昂貴。而2種混合一起的「調和威士忌」則比較便宜，穀物威士忌的比例愈高，價格愈便宜。

建議購買「角瓶」以上的等級

根據日本酒稅法，能夠以總量9成的其他酒類調和威士忌，而且無須標示比例，所以建議大家參考售價，挑選品質較好的威士忌。推薦以三得利的「角瓶」威士忌為參考依據，選擇角瓶以上的等級。

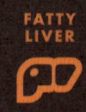

飯前·兩餐間吃「高可可含量巧克力」，打造不發胖體質

【 可可中的可可多酚非常了不起！ 】

巧克力總是給人很甜又容易發胖的印象，但如果是可可含量超過70％的高可可含量巧克力，大家可以放心吃。可可富含「可可多酚」，可以清除活性氧並守護肝臟健康，避免形成脂肪肝，也可以幫助胰島素運作，抑制血糖值上升。

【 改善牙周病和腸道環境 】

高可可含量巧克力還具有其他各種有益健康的效果。牙周病和脂肪肝、糖尿病息息相關（請參照P42），而可可多酚的抗氧化作用有助於抑制牙齦氧化和發炎，從而改善牙周病。另一方面，可可內含的「可可蛋白」不僅能幫助解決便祕，也具有不錯的整腸效果。

高可可含量巧克力含有豐富的可可多酚

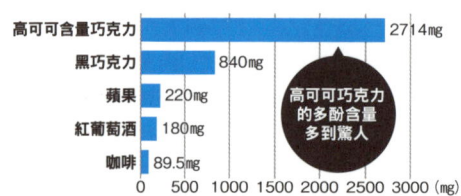

多酚含量（每100g食品）

高可可含量巧克力	2714mg
黑巧克力	840mg
蘋果	220mg
紅葡萄酒	180mg
咖啡	89.5mg

高可可巧克力的多酚含量多到驚人

比起其他食品，高可可含量巧克力的多酚含量多到驚人。以同樣100g進行比較，紅葡萄酒含有180mg的多酚，高可可含量巧克力則有2714mg，含量竟然是紅葡萄酒的15倍以上。

資料出處：摘錄自Scalbert A and Williamson G. J Nutr. 2000:130:2073S-85S, 2000
※參考明治股份有限公司官網

可可多酚預防脂肪肝！

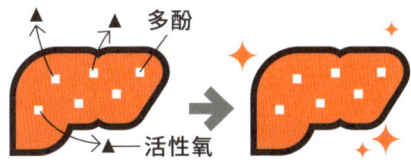

當囤積於肝臟的脂肪和活性氧結合，脂肪會變成過氧化脂肪，導致肝功能下降，甚至還會造成脂肪肝持續惡化等不良影響。可可多酚具有強大的抗氧化作用，可以清除活性氧並守護肝臟的健康。

也可以改善引起脂肪肝的牙周病

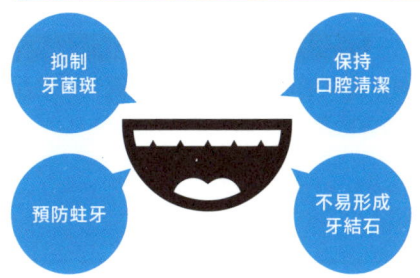

若不妥善處理牙周病，可能會引發糖尿病或造成脂肪肝惡化。可可多酚有助於抑制牙菌斑產生的活性氧物質，從而預防牙齦損傷，並且改善口腔環境。

可可多酚幫助改善腸道環境

- ☑ 排便次數增加
- ☑ 改善糞便顏色
- ☑ 增加糞便體積
- ☑ 調整腸道細菌

可可富含一種名為「可可蛋白」的蛋白質。由於可可蛋白不容易被消化，能夠順利抵達大腸以增加糞便體積，還能幫助順利排便。除此之外，可可蛋白是腸道細菌的糧食，具有改善腸道環境的效果。

035

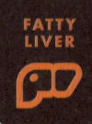

改善脂肪肝的高可可含量巧克力吃法

【 可可多酚的效果只持續吃完後的數小時 】

高可可含量的巧克力富含許多對健康有益的可可多酚,但並非吃愈多效果愈好。可可多酚進入體內約2小時後,效果逐漸增強,但大約4小時後效果就會消失。由於無法在體內長時間停留,一次吃太多也沒有意義。

【 有效益的吃法讓可可發揮最大功效 】

讓可可發揮最大功效的方法是少量多次。基本上1天3次早‧中‧晚,每次大約5g左右。為了抑制血糖值上升,關鍵在於餐前吃。除此之外,感到有點餓或疲勞、有壓力時吃一點。巧克力具有放鬆效果,有助於轉換心情。

1天分3次吃

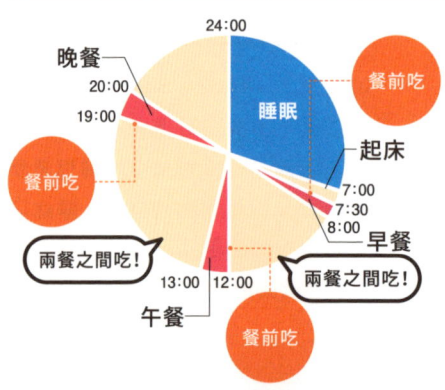

可可多酚的效果可持續4小時左右,在早餐、午餐、晚餐之前吃高可可含量巧克力最能發揮功效。除此之外,兩餐之前吃也不錯,1天共計25g最為理想。有點餓時吃點巧克力,也有助於避免正餐時吃過量。

吃高可可含量巧克力的訣竅

將高可可含量巧克力融入每日飲食生活中，充分善用可可多酚的健康效益。

選擇可可含量70%以上的巧克力
只吃富含可可多酚的高可可含量巧克力。

餐前吃最好
含有膳食纖維的可可有助於減緩醣類吸收的速度，抑制血糖值上升。

1天攝取量約25g最為理想
高可可含量巧克力的攝取量1天約25g是最為理想的。

緩和壓力與避免暴飲暴食
空腹或疲累時吃一些，放鬆效果有利於緩和壓力。

放入咖啡中一起喝也OK
不太吃苦的人可以試著將巧克力溶入咖啡或熱牛乳中一起喝。

一次吃太多也沒有意義！

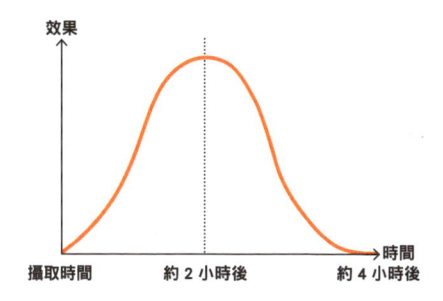

效果　攝取時間　約2小時後　約4小時後　時間

可可多酚的效果於攝取後2小時達到高峰，並於4小時後消失。由於無法長時間停留在體內，而且過多的剩餘部分也會被排出體外，所以就算一次攝取大量高可可含量巧克力，也無助於提升可可多酚的功效。

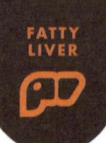

飲用「高濃度綠茶」就能擊退脂肪肝！

【 　　　　綠茶成分「兒茶素」幫助燃燒脂肪！　　　　 】

綠茶的苦味來自一種名為「兒茶素」的多酚。**持續攝取高濃度兒茶素能夠促進肝臟和肌肉的脂肪代謝，具有幫助燃燒脂肪的效果。**除此之外，兒茶素還具有減緩醣類吸收速度的功用，喝綠茶能夠抑制餐後血糖值上升，並且減少脂肪生成。

【 　　　　抗菌作用和抗氧化作用有助於預防多種疾病　　　　 】

除了能夠有效對抗脂肪，**兒茶素還具有抗菌作用和抗發炎作用，用綠茶漱口可以預防蛀牙和牙周病**。綠茶除了富含兒茶素，也含有維生素C和β-胡蘿蔔素等抗氧化成分。**強大的抗氧化作用幫助降低罹患動脈硬化或失智症等疾病的風險**。

兒茶素的3大效果

- 促進脂肪燃燒
- 抑制血糖值急速上升
- 抑制醣類吸收

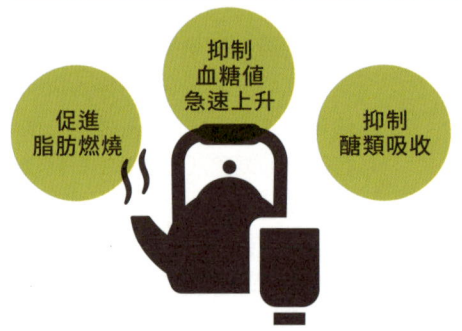

根據最近的研究顯示，高濃度的兒茶素確實能夠活化肝臟和肌肉的脂肪代謝，促進脂肪燃燒。除此之外，還具有抑制醣類吸收、血糖值急速上升的功效。燃燒脂肪的同時還可以減少脂肪細胞堆積。

咖啡因也有助於促進代謝！

> 1天1瓶500ml的話，沒有問題！

多數商品的咖啡因含量都低於100mg，所以不需要擔心攝取過量。

咖啡等含有的咖啡因具有作用於交感神經以促進代謝的功用。根據研究結果顯示，咖啡因更有助於提升運動時的脂肪燃燒效果。然而攝取過量反而有害健康，這一點務必特別留意。

不僅改善脂肪肝！也有益健康

綠茶富含兒茶素和維生素C等許多有益健康的成分，幫助改善慢性病等各種疾病。

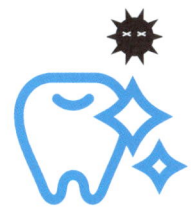

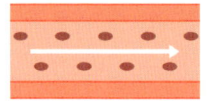

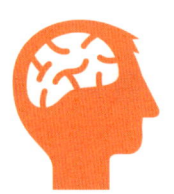

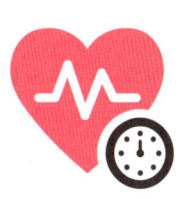

預防蛀牙
兒茶素的抗菌作用能擊退附著於牙齒上的蛀牙菌。對異味成分也很有效，所以有助於預防口臭。

預防動脈硬化
除了兒茶素，維生素C等抗氧化成分能夠抑制血液中膽固醇增加，進一步預防動脈硬化。

預防失智症
綠茶含有茶胺酸，可以提高腦中α波，具有放鬆紓壓的效果，幫助延緩大腦老化。

預防血壓上升
茶胺酸的放鬆效果促使副交感神經處於優位，血管擴張，進而使血壓下降以改善高血壓。

改善脂肪肝的
高濃度綠茶飲用法

【 　　　　多喝富含減重成分的高濃度綠茶　　　　 】

綠茶不僅能幫助燃燒脂肪，還兼具多種健康效果。為了**獲得這些效果，重要關鍵是飲用充分萃取兒茶素和抗氧化維生素等成分的**"高濃度綠茶"。保特瓶裝的綠茶也OK，但盡量使用茶壺沖泡綠茶茶葉後飲用。最後再吃掉茶葉，效果會加倍。

【 　　　　　　重點是持續每天喝500ml　　　　　　 】

每天持續飲用綠茶，肯定會親眼見證功效。**建議每天的飲用目標為500ml，並非一口氣喝完，而是分數次慢慢喝**。綠茶成分會在數小時後排出體外，所以分次喝的效果反而比較好。另外，餐前喝綠茶也有助於防止血糖值急速上升。

┌─────── 用茶壺沖泡綠茶並吃掉茶葉 ───────┐

為了充分萃取綠茶成分，最理想的方式是使用茶壺沖泡茶葉。而萃取後的茶葉可以作為蔬菜食用。

作法

❶ 在茶壺內倒入適量茶葉，注入70〜80度C的熱水。蓋上壺蓋燜1〜2分鐘，確實萃取成分。

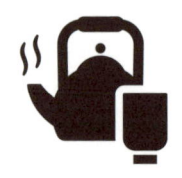

❷ 喝完綠茶後，在茶葉裡加醋等調味即可食用。建議1天吃3g左右。

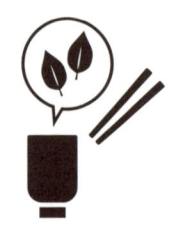

連同茶葉一起吃,效果更驚人!

用茶壺沖泡綠茶茶葉　<　用茶壺沖泡綠茶茶葉並吃掉茶葉

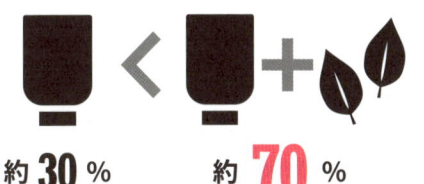

約 30 %　　約 70 %

單純飲用茶壺沖泡的綠茶和萃取綠茶後再進一步吃掉茶葉,比較這兩種方式所獲取的兒茶素比例,發現單喝綠茶的話,獲取大約30%的兒茶素,但進一步將茶葉吃掉的話,則可以獲取大約70%的兒茶素,效果相當驚人。所以建議大家沖泡後的茶葉不要丟棄,而是養成吃掉茶葉的習慣。

飲用綠茶的訣竅

雖然單純喝綠茶就能幫助燃燒脂肪且對健康益處良多,但只要再稍加掌握飲用綠茶的訣竅,就更能確實獲得綠茶的無窮力量。

早·中·晚餐前喝綠茶
餐前喝100ml的綠茶,幫助抑制餐後血糖值上升。

選擇富含兒茶素的高濃度綠茶
避免選擇複合茶,盡量挑選綠茶成分高的高濃度綠茶。

勿一次牛飲,分次頻繁飲用
綠茶成分於數小時後排出體外,所以頻繁攝取的效果比較好。

保特瓶裝綠茶也可以
最理想的方法是使用茶壺沖泡,但保特瓶裝綠茶也具有十足效果。

目標是1天500ml＝保特瓶1瓶分量
1天飲用500ml為適當分量。養成持續飲用的習慣。

牙周病阻礙
脂肪肝的治療！？

【　　　口腔健康和全身健康息息相關　　　】

食物會先通過口腔，經食道運送至胃、腸。口腔連通消化道，一旦口腔不乾淨，將帶給全身種種不良影響。舉例來說，口腔內的致病細菌連同唾液和食物一起被送進腸道裡，進而破壞腸道內的平衡環境，導致容易便祕、代謝功能下降。

【　　　牙周病誘發脂肪肝等嚴重疾病　　　】

牙周病造成牙齦發炎時會產生「發炎反應細胞激素」，這種物質會阻礙胰島素運作，導致血糖值上升，肝臟也會因為脂肪的囤積而形成脂肪肝。除此之外，根據研究調查，牙周病恐怕也與各種疾病有密不可分的關係，像是心臟病、腦中風、失智症等。

口中細菌是引發身體不適的導火線

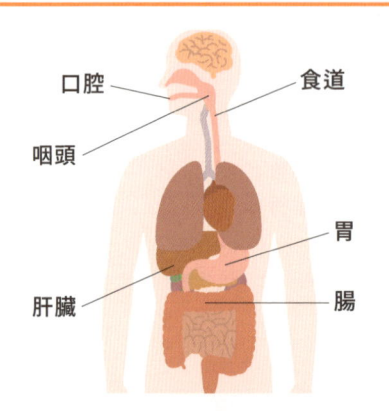

口腔
咽頭
食道
胃
肝臟
腸

口腔連通至消化道，口腔裡有致病細菌時，會經由消化道直達大小腸。一旦腸道環境受到破壞，腸道內菌種失衡，就容易引發各種身體不適症狀，像是代謝功能下降、減重困難等。

牙周病引起脂肪肝！？

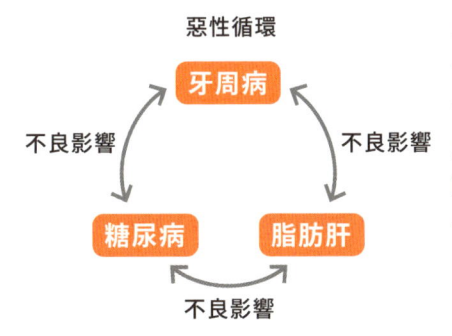

惡性循環

牙周病 ⇄ 脂肪肝 ⇄ 糖尿病 ⇄ 牙周病（不良影響）

牙菌斑產生的發炎反應細胞激素會干擾胰島素運作，導致血糖值上升。而脂肪囤積於肝臟，進一步形成脂肪肝。若無法妥善控制醣類攝取，恐導致糖尿病惡化。種種情況使牙齦微血管受到破壞，進而對牙周病產生不良影響。

口腔過於乾燥易導致牙周病！

唾液能夠抑制細菌繁殖並保持口腔乾淨。罹患唾液量極度減少的乾口症，恐導致細菌增加而容易罹患牙周病。

唾液主要功用

| 分解醣類 | 抑制細菌繁殖 | 保持口腔乾淨 | 保持口腔濕潤以保護黏膜 | 將味道送達味蕾 | 減少誘發癌症的活性氧物質 |

符合其中一項就可能罹患牙周病

- ☐ 覺得口腔裡黏黏的
- ☐ 覺得有口臭
- ☐ 舌苔很厚
- ☐ 講話口齒不清
- ☐ 難以吞嚥較為乾燥的食物
- ☐ 舌頭發麻
- ☐ 喉嚨有異樣感
- ☐ 常發生口腔潰瘍
- ☐ 總是張開嘴用嘴巴呼吸
- ☐ 口紅會沾在牙齒上

「刷牙和清舌苔」消除牙周病，改善脂肪肝！

【 首先，掌握正確的刷牙方式 】

要預防蛀牙和牙周病，首要之務是正確刷牙以保持口腔清潔。使用牙刷時，小心並澈底清潔牙齒的每個角落。並用牙間刷更具清潔效果。另外，**刷牙時間也很重要。起床後和睡覺前都要刷牙，既可預防牙菌斑增加，也可以避免牙菌斑入侵身體**。

【 牙刷和牙膏選用方式的訣竅 】

重新檢視平常使用的牙刷和牙膏。**建議使用刷頭較小，硬度「普通」的牙刷。牙膏方面，不使用容易發泡和具有清涼感的牙膏，這種反而清潔得不夠徹底**。不建議另外使用研磨劑，因為容易造成牙齒受損。另外，清潔舌頭時務必使用舌苔刷。

刷牙時間為起床後和睡覺前

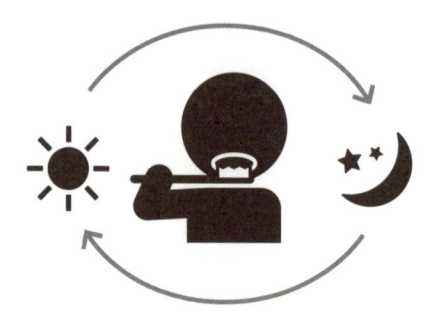

睡眠期間是牙菌斑大量增加的時候，為了避免這些牙菌斑入侵體內，起床後立即刷牙。另外，睡前刷牙可以防止牙菌斑在睡眠期間增生。飯後稍微清潔牙齒也是不錯的方法。

改善脂肪肝的刷牙方式

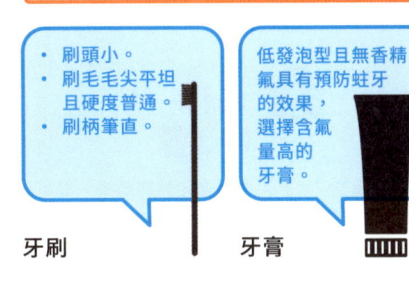

- 刷頭小。
- 刷毛毛尖平坦且硬度普通。
- 刷柄筆直。

牙刷

低發泡型且無香精。氟具有預防蛀牙的效果，選擇含氟量高的牙膏。

牙膏

以握筆的方式輕輕握住牙刷刷柄，刷毛靠在牙齒和牙齦交界處，並將刷毛傾斜45度。不僅清潔門牙和臼齒的外側，內側也要刷乾淨。縱向握住牙刷方便清潔門牙內側。

徹底清潔牙齒之間的髒汙

名為牙菌斑的細菌叢容易囤積在牙齒和牙齒之間、牙齒和牙齦之間，單用牙刷不容易完全清除，建議充分活用牙間刷。

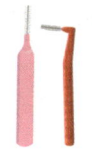

牙間刷
清潔門牙的I型牙間刷，清潔臼齒的L型牙間刷。稍微彎曲I型牙間刷也能夠清潔臼齒。

牙線
針對牙刷搆不到的牙齒與牙齒之間的縫隙，使用牙線穿過去以清除縫隙中的牙菌斑。

單束毛牙間刷
刷頭非常小，有助於清潔齒列不整齊的牙齒和臼齒後方。

舌頭也必須刷乾淨！

清潔舌頭的重點
- 使用專用舌苔刷
- 1天清潔1次
- 從舌頭深處往前輕輕刷動，中間10次，左右兩側也各10次

食物殘渣容易卡在舌頭上，導致細菌繁殖。若不加以清潔，細菌會被逐漸增厚的「舌苔」覆蓋。舌苔是造成口臭的原因，務必每天使用舌苔刷澈底清除舌苔。

045

善用本書的方法

想要預防‧改善脂肪肝，**重要的是，不讓血糖值急速上升的飲食**。因此，關鍵在於**避免攝取高醣類的飲食**，而非過度在意熱量。活用自P49起的食品營養含量，盡量選擇含醣量較少的食物。除此之外，為了避免血糖值急速上升，請務必多留意**用餐順序**。

超級簡單！預防‧改善脂肪肝的2大重點	**point 1 減少一點醣類！** 每一餐約減少1成的醣量。以白飯為例，只需要少吃1口。	**point 2 規律吃3餐** 勿讓空腹時間過長，既可以預防血糖值急速上升，也可以避免吃過量。

改變「用餐順序」，避免血糖值急速上升

❶ 主菜（肉‧魚‧蛋等）

先充分攝取維持肌肉所需的重要營養素蛋白質，而富含蛋白質的肉、魚等是一餐中的主菜。每日的蛋白質建議攝取量約為【1.0g × 體重】。以體重60kg的人為例，蛋白質攝取量約為1.0g × 60＝60g。

→ 請參閱P.50～

❷ 配菜（蔬菜等）

接著吃富含膳食纖維、礦物質和維生素的葉菜類、海藻類、菇類。蔬菜具有干擾醣類吸收的功用，有助於抑制血糖值急速上升。薯類、根莖類的含醣量高，注意不要吃過量。

→ 請參閱P.84～

❸ 配菜（湯類）

為避免攝取過量醣類，進入主餐之前先以味噌湯或其他湯類填飽肚子。熱味噌湯能夠提高體溫，具有促進代謝的效果。喝湯時也和吃主菜一樣，要確實細嚼慢嚥。

→ 請參閱P.97～

❹ 主餐（飯、麵包、麵等）

最後再吃主餐，藉此緩和血糖值的上升速度。為了改善脂肪肝，必須減少攝取含醣量高的主餐，但完全不吃也是不行的。確實遵守每日醣類的建議攝取量，男性為250g，女性為200g。

→ 請參閱P.100～

其他 → 請參閱P.118～

- 牛乳‧乳製品……高蛋白質＆低醣的起司或低脂優格可以作為兩餐之間的點心。
- 水果……多數水果的含醣量都偏高，建議減重的人少吃。
- 種子堅果……富含維生素和膳食纖維。想吃的時候，挑選低醣的堅果。
- 甜點……無論看起來再怎麼健康的甜點，畢竟含醣量還是偏高。
- 罐頭……使用魚貝類罐頭作為配料食材。務必確認含醣量。
- 非酒精飲料……看似健康的飲料，其實也可能含醣。
- 酒類……注意不要飲用過量，訣竅是選擇不含醣的蒸餾酒。

減少攝取的食物和積極攝取的食物

減少攝取的食物

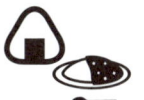

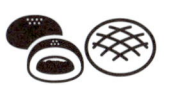

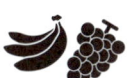

- 米飯（穀物）
- 麵包
- 麵類
- 薯類
- 根莖類
- 水果
- 含醣量高的調味料
- 甜點
- 非酒精飲料

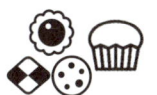

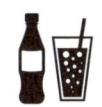

> **只需要從平時的飲食中減少1～2成的醣類攝取量**
>
> 挑選主食時，推薦玄米、雜糧米或全麥麵包。雖然同樣含有醣類，但多了膳食纖維，有助於減緩血糖值上升速度。水果含有的果糖容易造成肥胖，盡量控制不要吃太多。

積極攝取的食物

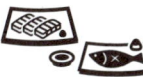

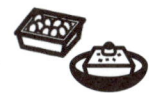

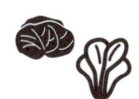

- 肉類
- 魚貝類
- 蛋類
- 大豆・豆製品
- 牛乳・乳製品
- 堅果類
- 葉菜類
- 海藻類
- 菇類

> **蛋白質和膳食纖維缺一不可**
>
> 打造肌肉時要積極攝取重要的蛋白質，像是肉、魚、蛋等。而葉菜類、海藻類和菇類也非常重要，不僅能提高脂肪代謝，還能抑制血糖值急速上升。

【 吃飯前後養成良好習慣，擊退脂肪肝！】

餐前・兩餐之間每次吃 5g高可可含量巧克力

可可多酚能抑制造成脂肪肝的活性氧，還可以幫助胰島素運作，抑制血糖值上升。

多喝高濃度綠茶，目標每天500ml

持續攝取高濃度的兒茶素，有效促進脂肪燃燒。餐前飲用能阻礙醣類吸收，抑制血糖值上升。

判讀數據的方法

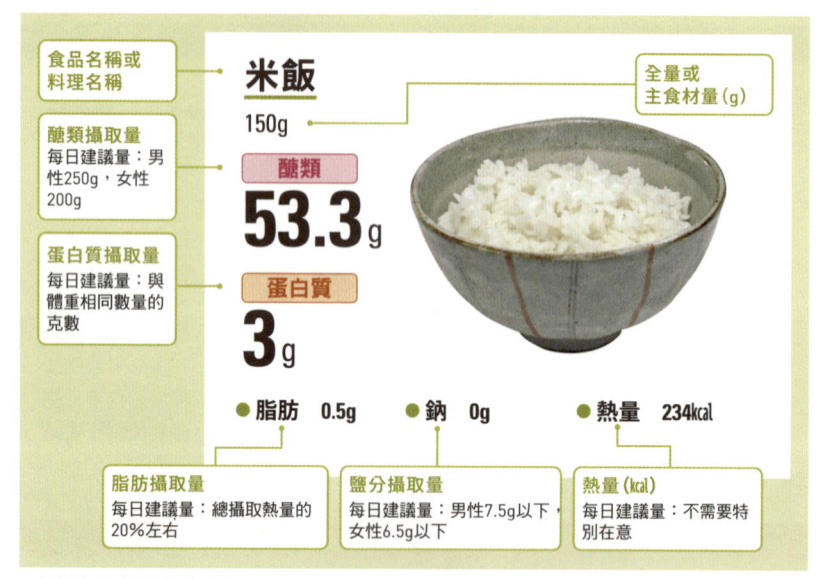

食品名稱或料理名稱

米飯
150g

醣類攝取量
每日建議量：男性250g，女性200g

醣類
53.3g

蛋白質攝取量
每日建議量：與體重相同數量的克數

蛋白質
3g

全量或主食材量(g)

● 脂肪　0.5g　　● 鈉　0g　　● 熱量　234kcal

脂肪攝取量
每日建議量：總攝取熱量的20%左右

鹽分攝取量
每日建議量：男性7.5g以下，女性6.5g以下

熱量 (kcal)
每日建議量：不需要特別在意

※上述的每日建議量是針對本書為了預防・改善脂肪肝的參考基準。

關於書中的食品・料理所含之成分數值

- 本書記載的食品・料理之成分數值皆根據「日本食品標準成分表2020年版（八訂）數值更新勘誤表」。因此，在蛋白質方面，採用根據胺基酸來計算蛋白質含量的「胺基酸組成蛋白質」數值。若使用的是沒有檢測胺基酸組成蛋白質，則採用傳統的蛋白質計算方法。而關於含醣量，則是將「總碳水化合物」扣除「膳食纖維」後的淨碳水化合物含量。部分食品是根據市售產品的營養標示計算而來。
- 未達0.1g以0g標示，微量標示為Tr，未檢測的話則標示為—。
- 照片裡包含皮、種子、骨頭、內臟、殼，但營養成分數值是根據可食用部分的分量計算而來。另外，營養成分因食材品種、產地和季節等條件而有所不同，所以營養成分數值終究只是參考依據。
- 為了方便大家參考，食品・料理皆為一般分量。
- 營養成分數值也會因為烹調方式和食材等而有所不同。這些數據僅供大家參考之用。
- 本書的食品照片為示意圖，可能有照片與克數不一致的情況。

關於P142～149的市售產品
※採用產品的官方數值，以2023年8月的資訊為基準。產品規格可能在這之後有所變動，將不再另行通知。
※根據食品營養標示基準，每100ml所含的醣量若未達0.5g，標示為「醣量0」；每100ml所含的糖類若未達0.5g，標示為「糖類0」。

PART 1

主菜

肉類・肉料理	P.50
魚貝類・魚貝料理	P.65
蛋・蛋料理	P.77
大豆製品・豆類料理	P.79

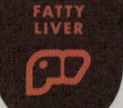

主菜

肉類・肉料理

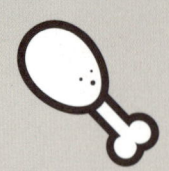

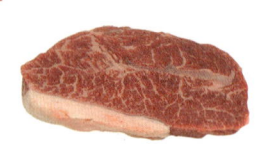

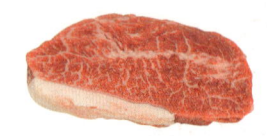

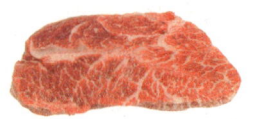

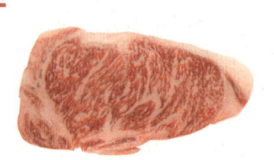

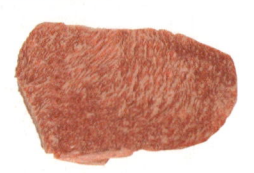

Meat

和牛肩肉
120g
- 醣類 0.4g
- 蛋白質 21.2g
- 脂肪：26.8g ● 鈉：0.1g ● 熱量：310kcal

和牛肩肉（瘦肉）
110g 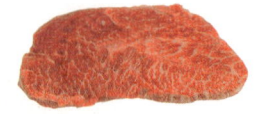
- 醣類 0.3g
- 蛋白質 22.2g
- 脂肪：13.4g ● 鈉：0.1g ● 熱量：201kcal

和牛肩胛肉
120g
- 醣類 0.2g
- 蛋白質 14.2g
- 脂肪：44.9g ● 鈉：0.1g ● 熱量：456kcal

和牛肩胛肉（瘦肉）
110g
- 醣類 0.2g
- 蛋白質 15.3g
- 脂肪：28.7g ● 鈉：0.1g ● 熱量：322kcal

和牛肋眼
210g
- 醣類 0.2g
- 蛋白質 17.6g
- 脂肪：118.7g ● 鈉：0.2g ● 熱量：1079kcal

和牛肋眼（瘦肉）
150g
- 醣類 0.3g
- 蛋白質 18.1g
- 脂肪：60g ● 鈉：0.1g ● 熱量：593kcal

和牛沙朗
200g 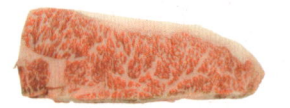
- 醣類 0.6g
- 蛋白質 20.4g
- 脂肪：95g ● 鈉：0.2g ● 熱量：920kcal

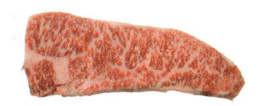

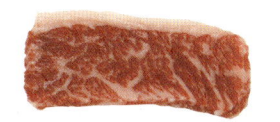

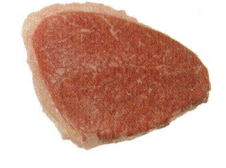

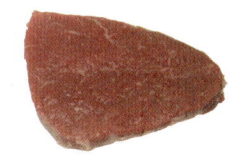

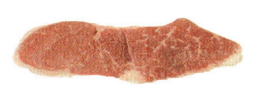

主菜 肉類・肉料理

和牛沙朗（瘦肉）
190g
- 醣類 0.8g
- 蛋白質 27.6g
- 脂肪：49g ● 鈉：0.2g ● 熱量：559kcal

和牛五花
15g
- 醣類 0g
- 蛋白質 1.4g
- 脂肪：7.5g ● 鈉：0g ● 熱量：71kcal

和牛後腿肉
120g
- 醣類 0.6g
- 蛋白質 19.4g
- 脂肪：22.4g ● 鈉：0.1g ● 熱量：282kcal

和牛後腿肉（瘦肉）
100g
- 醣類 0.6g
- 蛋白質 17.9g
- 脂肪：10.7g ● 鈉：0.1g ● 熱量：176kcal

和牛外側後腿肉
320g
- 醣類 1.6g
- 蛋白質 49.6g
- 脂肪：64g ● 鈉：0.3g ● 熱量：781kcal

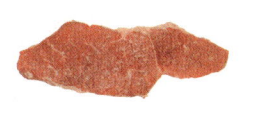

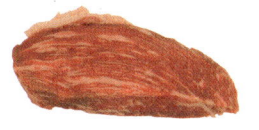

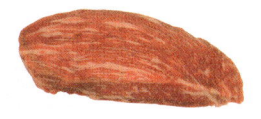

和牛外側後腿肉（瘦肉）
170g
- 醣類 1g
- 蛋白質 30.4g
- 脂肪：14.8g ● 鈉：0.2g ● 熱量：270kcal

和牛臀肉
190g
- 醣類 0.8g
- 蛋白質 25.1g
- 脂肪：56.8g ● 鈉：0.2g ● 熱量：606kcal

和牛臀肉（瘦肉）
190g
- 醣類 0.9g
- 蛋白質 31.5g
- 脂肪：25.8g ● 鈉：0.2g ● 熱量：372kcal

國產牛五花
95g

醣類
0.3 g

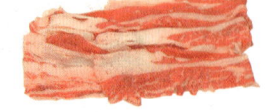

蛋白質
10.5 g

● 脂肪：37.4g　● 鈉：0.1g　● 熱量：362kcal

國產牛後腿肉
190g

醣類
0.8 g

蛋白質
30.4 g

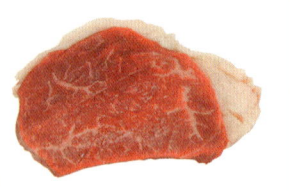

● 脂肪：25.3g　● 鈉：0.2g　● 熱量：372kcal

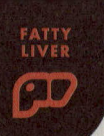

進口牛肩胛肉
170g

醣類
0.2 g

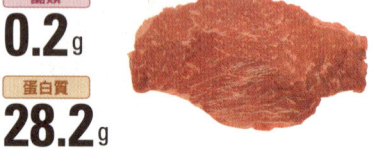

蛋白質
28.2 g

● 脂肪：16.1g　● 鈉：0.2g　● 熱量：272kcal

進口牛肋眼
210g

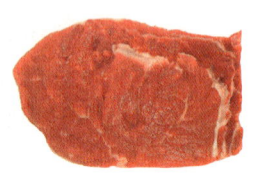

醣類
0.8 g

蛋白質
38.4 g

● 脂肪：19.1g　● 鈉：0.2g　● 熱量：342kcal

進口牛沙朗
150g

醣類
0.6 g

蛋白質
22.1 g

● 脂肪：35.5g　● 鈉：0.1g　● 熱量：410kcal

進口牛五花
20g

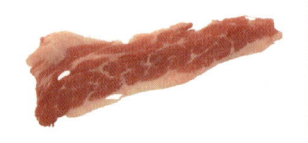

醣類
0 g

蛋白質
2.9 g

● 脂肪：6.6g　● 鈉：0g　● 熱量：68kcal

進口牛後腿肉
200g

醣類
0.8 g

蛋白質
33 g

● 脂肪：17.2g　● 鈉：0.2g　● 熱量：296kcal

進口牛臀肉
110g

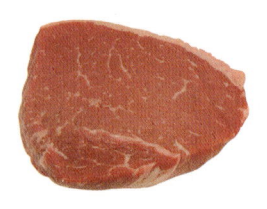

醣類
0.4 g

蛋白質
17.2 g

● 脂肪：18g　● 鈉：0.1g　● 熱量：235kcal

主菜 肉類・肉料理

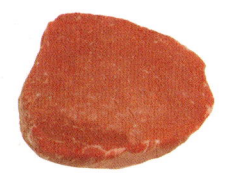

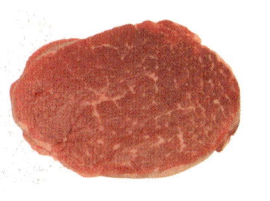

進口牛臀肉（瘦肉）
110g
- 醣類 **0.6**g
- 蛋白質 **20**g
- 脂肪：3.3g　鈉：0.1g　熱量：123kcal

進口牛菲力（瘦肉）
85g
- 醣類 **0.3**g
- 蛋白質 **15.7**g
- 脂肪：4.1g　鈉：0.1g　熱量：105kcal

國產牛里肌
105g
- 醣類 **0.2**g
- 蛋白質 **13.1**g
- 脂肪：39g　鈉：0.1g　熱量：399kcal

牛舌
15g
- 醣類 **0**g
- 蛋白質 **1.8**g
- 脂肪：4.8g　鈉：0g　熱量：48kcal

無骨牛小排
90g
- 醣類 **0.3**g
- 蛋白質 **10**g
- 脂肪：35.5g　鈉：0.1g　熱量：343kcal

牛外橫膈膜
150g
- 醣類 **0.5**g
- 蛋白質 **19.6**g
- 脂肪：41g　鈉：0.1g　熱量：432kcal

牛尾巴
260g（可食用部分156g）
- 醣類 **Tr**
- 蛋白質 **18.1**g
- 脂肪：73.5g　鈉：0.2g　熱量：686kcal

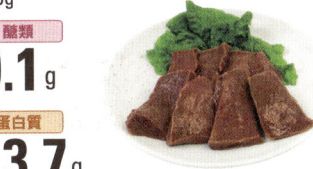

牛心
100g
- 醣類 **0.1**g
- 蛋白質 **13.7**g
- 脂肪：7.6g　鈉：0.2g　熱量：128kcal

牛肝
30g

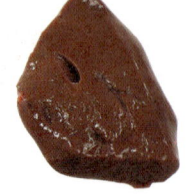

醣類
1.1 g

蛋白質
5.2 g

● 脂肪 : 1.1g　● 鈉 : 0g　● 熱量 : 36kcal

瘤胃（牛肚）
100g

醣類
0 g

蛋白質
19.2 g

● 脂肪 : 8.4g　● 鈉 : 0.1g　● 熱量 : 166kcal

丸腸
100g

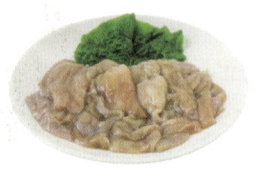

醣類
0 g

蛋白質
7.8 g

● 脂肪 : 26.1g　● 鈉 : 0.2g　● 熱量 : 268kcal

牛絞肉
50g

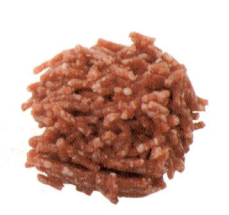

醣類
0.1 g

蛋白質
7.2 g

● 脂肪 : 10.6g　● 鈉 : 0.1g　● 熱量 : 126kcal

牛肉乾
6g

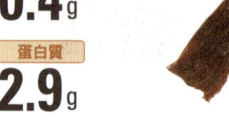

醣類
0.4 g

蛋白質
2.9 g

● 脂肪 : 0.5g　● 鈉 : 0.3g　● 熱量 : 18kcal

煙燻牛舌
5g

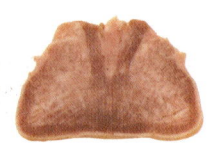

醣類
0 g

蛋白質
0.8 g

● 脂肪 : 1.1g　● 鈉 : 0.1g　● 熱量 : 14kcal

罐頭牛肉
100g

醣類
1.7 g

蛋白質
18.1 g

● 脂肪 : 13g　● 鈉 : 1.8g　● 熱量 : 191kcal

沙朗牛排
牛沙朗130g、炸馬鈴薯40g、紅蘿蔔30g、甜玉米20g

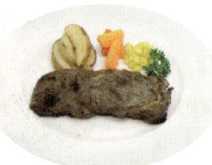

醣類
18.1 g

蛋白質
19.8 g

● 脂肪 : 45.2g　● 鈉 : 2.1g　● 熱量 : 569kcal

主菜・肉類・肉料理

骰子牛排
骰子牛肉80g、白蘿蔔30g

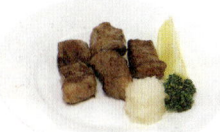

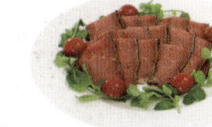

- 醣類: **2.2** g
- 蛋白質: **11.4** g
- 脂肪：23.9g ● 鈉：0.8g ● 熱量：274kcal

烤牛肉
烤牛肉150g

- 醣類: **3.7** g
- 蛋白質: **28.7** g
- 脂肪：17.6g ● 鈉：1.2g ● 熱量：298kcal

日式馬鈴薯燉肉
牛肩肉50g、馬鈴薯80g、蒟蒻絲30g

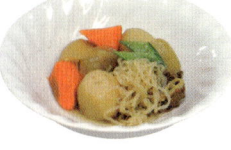

- 醣類: **23** g
- 蛋白質: **11** g
- 脂肪：14g ● 鈉：2g ● 熱量：273kcal

燉牛肉
牛肩肉60g、馬鈴薯60g、紅蘿蔔25g

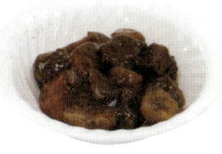

- 醣類: **13.5** g
- 蛋白質: **12.7** g
- 脂肪：14.2g ● 鈉：1.2g ● 熱量：251kcal

青椒炒肉絲
牛肩肉60g、青椒30g、竹筍25g

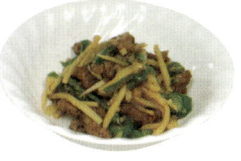

- 醣類: **10.6** g
- 蛋白質: **12.3** g
- 脂肪：23.1g ● 鈉：1.7g ● 熱量：301kcal

韭菜豬肝
牛豬肝60g、韭菜20g

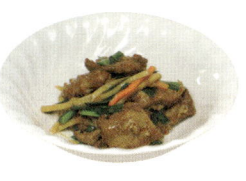

- 醣類: **6.4** g
- 蛋白質: **11.7** g
- 脂肪：6g ● 鈉：1.7g ● 熱量：134kcal

豬里肌
20g

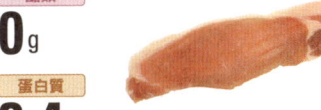

- 醣類: **0** g
- 蛋白質: **3.4** g
- 脂肪：3.8g ● 鈉：0g ● 熱量：50kcal

豬里肌（瘦肉）
15g

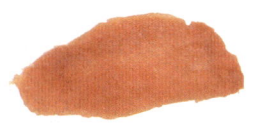

- 醣類: **0** g
- 蛋白質: **3** g
- 脂肪：0.8g ● 鈉：0g ● 熱量：21kcal

055

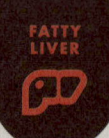

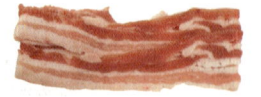

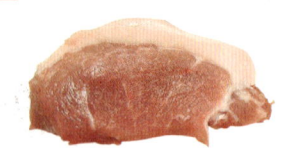

豬五花
50g

醣類
0.1 g

蛋白質
6.4 g

● 脂肪：17.7g　● 鈉：0.1g　● 熱量：183kcal

豬後腿肉
100g

醣類
0.2 g

蛋白質
16.9 g

● 脂肪：10.2g　● 鈉：0.1g　● 熱量：171kcal

豬後腿肉（瘦肉）
125g

醣類
0.3 g

蛋白質
22.5 g

● 脂肪：4.5g　● 鈉：0.1g　● 熱量：149kcal

豬外側後腿肉
145g

醣類
0.3 g

蛋白質
22.6 g

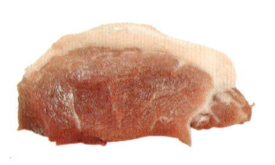

● 脂肪：23.9g　● 鈉：0.1g　● 熱量：320kcal

豬外側後腿肉（瘦肉）
120g

醣類
0.2 g

蛋白質
21 g

● 脂肪：6.6g　● 鈉：0.1g　● 熱量：160kcal

豬肩肉
120g

醣類
0.2 g

蛋白質
22.2 g

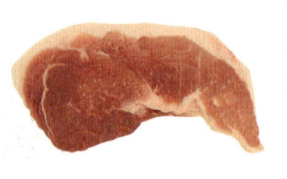

● 脂肪：17.5g　● 鈉：0.1g　● 熱量：241kcal

豬肩肉（瘦肉）
60g

醣類
0.1 g

蛋白質
12.5 g

● 脂肪：2.3g　● 鈉：0.1g　● 熱量：68kcal

豬梅花肉
110g

醣類
0.1 g

蛋白質
16.2 g

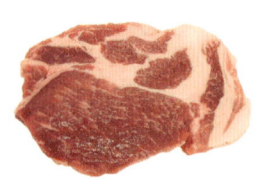

● 脂肪：21.1g　● 鈉：0.1g　● 熱量：261kcal

主菜 肉類・肉料理

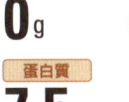

豬梅花肉（瘦肉）
45g
- 醣類 **0**g
- 蛋白質 **7.5**g
- 脂肪：3.5g ● 鈉：0.1g ● 熱量：66kcal

腰內肉（瘦肉）
150g
- 醣類 **0.5**g
- 蛋白質 **27.8**g
- 脂肪：5.5g ● 鈉：0.1g ● 熱量：177kcal

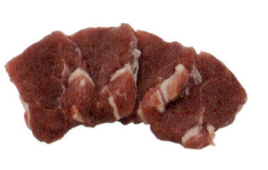

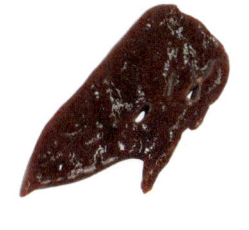

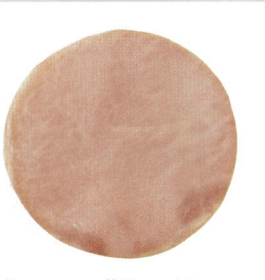

豬絞肉
50g
- 醣類 **0.1**g
- 蛋白質 **8**g
- 脂肪：8.6g ● 鈉：0.1g ● 熱量：105kcal

豬肝
20g
- 醣類 **0.5**g
- 蛋白質 **3.5**g
- 脂肪：0.7g ● 鈉：0g ● 熱量：23kcal

豬腳（水煮）
350g（可食用部分210g）
- 醣類 **Tr**
- 蛋白質 **42.2**g
- 脂肪：35.3g ● 鈉：0.6g ● 熱量：477kcal

里肌火腿
20g
- 醣類 **0.4**g
- 蛋白質 **3.2**g
- 脂肪：2.9g ● 鈉：0.5g ● 熱量：42kcal

後腿肉火腿
10g
- 醣類 **0.2**g
- 蛋白質 **1.6**g
- 脂肪：0.4g ● 鈉：0.3g ● 熱量：12kcal

生火腿
7g
- 醣類 **0**g
- 蛋白質 **1.4**g
- 脂肪：1.2g ● 鈉：0.2g ● 熱量：17kcal

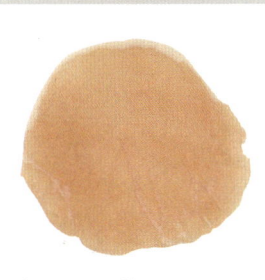

碎火腿
15g

醣類	1.9 g
蛋白質	1.5 g

- 脂肪：0.6g　● 鈉：0.4g　● 熱量：20kcal

培根
20g

醣類	0.1 g
蛋白質	2.2 g

- 脂肪：7.8g　● 鈉：0.4g　● 熱量：80kcal

豬肩肉培根
10g

醣類	0.3 g
蛋白質	1.6 g

- 脂肪：1.2g　● 鈉：0.2g　● 熱量：18kcal

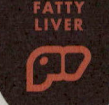

熱狗
12g

醣類	0.4 g
蛋白質	1.3 g

- 脂肪：3.7g　● 鈉：0.2g　● 熱量：38kcal

法蘭克福德國香腸
50g

醣類	3.1 g
蛋白質	5.5 g

- 脂肪：12.4g　● 鈉：0.9g　● 熱量：148kcal

義式肉腸
5g

醣類	0.1 g
蛋白質	0.6 g

- 脂肪：1.1g　● 鈉：0.1g　● 熱量：12kcal

生德國香腸
25g

醣類	0.2 g
蛋白質	3 g

- 脂肪：6.1g　● 鈉：0.4g　● 熱量：67kcal

烤豬肉
10g

醣類	0.5 g
蛋白質	1.6 g

- 脂肪：0.8g　● 鈉：0.2g　● 熱量：17kcal

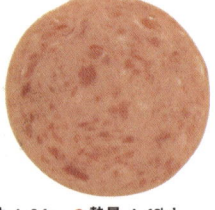

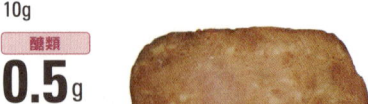

主菜・肉類・肉料理

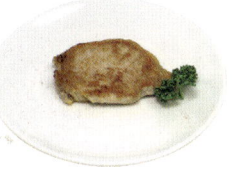

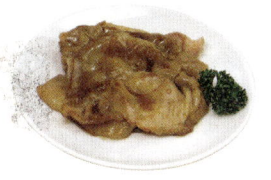

午餐肉
70g
醣類
1.5 g
蛋白質
7.8 g
● 脂肪：19.3g　● 鈉：1.4g　● 熱量：204kcal

煎豬排
豬里肌100g
醣類
0.3 g
蛋白質
17.2 g
● 脂肪：21.2g　● 鈉：1.1g　● 熱量：266kcal

炸豬排
豬里肌100g
醣類
11.3 g
蛋白質
20.2 g
● 脂肪：34.1g　● 鈉：0.8g　● 熱量：440kcal

薑汁燒肉
豬里肌90g
醣類
3.9 g
蛋白質
16.1 g
● 脂肪：19.1g　● 鈉：1.5g　● 熱量：262kcal

紅燒肉
豬五花100g
醣類
8.6 g
蛋白質
13.4 g
● 脂肪：35.5g　● 鈉：1.4g　● 熱量：415kcal

糖醋肉
豬後腿肉65g、洋蔥40g、紅蘿蔔20g
醣類
38 g
蛋白質
13.4 g
● 脂肪：14g　● 鈉：3.3g　● 熱量：348kcal

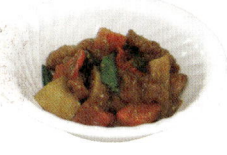

回鍋肉
豬梅花50g、高麗菜50g、青椒40g
醣類
9.4 g
蛋白質
9.6 g
● 脂肪：20.4g　● 鈉：3.4g　● 熱量：270kcal

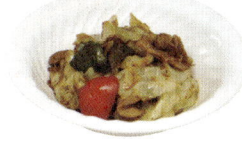

煎餃
豬絞肉20g、餃子皮30g
醣類
19.4 g
蛋白質
5.9 g
● 脂肪：9.9g　● 鈉：1g　● 熱量：195kcal

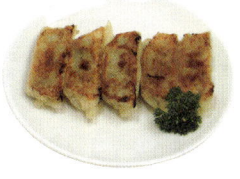

水餃
豬絞肉20g、餃子皮30g

醣類
19.3 g

蛋白質
5.9 g

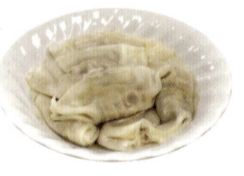

● 脂肪：5.7g ● 鈉：1g ● 熱量：158kcal

燒賣
豬絞肉25g、燒賣皮6g

醣類
6.8 g

蛋白質
4.3 g

● 脂肪：5g ● 鈉：0.5g ● 熱量：88kcal

漢堡
豬牛混合絞肉100g

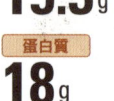

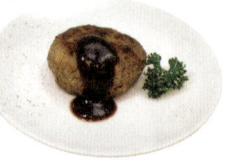

醣類
15.3 g

蛋白質
18 g

● 脂肪：31.7g ● 鈉：2.7g ● 熱量：418kcal

日式漢堡
豬牛混合絞肉100g、白蘿蔔40g

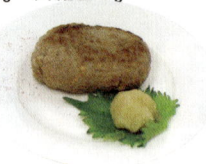

醣類
10.3 g

蛋白質
18.3 g

● 脂肪：31.7g ● 鈉：1.9g ● 熱量：401kcal

炸肉餅
豬牛混合絞肉60g

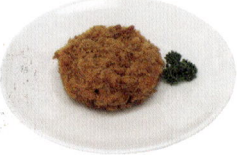

醣類
7.9 g

蛋白質
11.8 g

● 脂肪：23g ● 鈉：0.8g ● 熱量：286kcal

肉雞雞翅
50g（可食用部分32.5g）

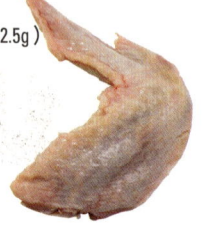

醣類
0 g

蛋白質
5.4 g

● 脂肪：4.6g ● 鈉：0.1g ● 熱量：61kcal

雞胸肉
160g

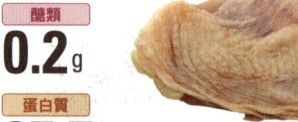

醣類
0.2 g

蛋白質
27.7 g

● 脂肪：9.4g ● 鈉：0.2g ● 熱量：213kcal

雞胸肉（無皮）
130g

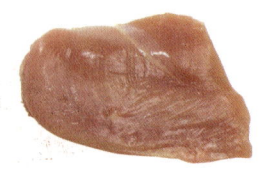

醣類
0.1 g

蛋白質
25 g

● 脂肪：2.5g ● 鈉：0.1g ● 熱量：137kcal

主菜 肉類・肉料理

雞腿肉
75g
- 醣類: 0g
- 蛋白質: 12.8g
- 脂肪: 10.7g ● 鈉: 0.1g ● 熱量: 143kcal

雞腿肉（無皮）
60g
- 醣類: 0g
- 蛋白質: 9.8g
- 脂肪: 3g ● 鈉: 0.1g ● 熱量: 68kcal

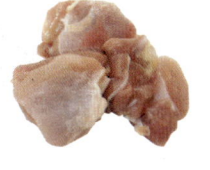

雞里肌
50g
- 醣類: 0.1g
- 蛋白質: 9.8g
- 脂肪: 0.4g ● 鈉: 0.1g ● 熱量: 49kcal

雞絞肉
50g
- 醣類: 0g
- 蛋白質: 7.3g
- 脂肪: 6g ● 鈉: 0.1g ● 熱量: 86kcal

雞肝
45g
- 醣類: 0.3g
- 蛋白質: 7.2g
- 脂肪: 1.4g ● 鈉: 0.1g ● 熱量: 45kcal

雞軟骨
5g
- 醣類: 0g
- 蛋白質: 0.6g
- 脂肪: 0g ● 鈉: 0.1g ● 熱量: 3kcal

雞胗
35g
- 醣類: Tr
- 蛋白質: 5.4g
- 脂肪: 0.6g ● 鈉: 0g ● 熱量: 30kcal

煎雞肉
雞腿肉80g
- 醣類: 0g
- 蛋白質: 13.6g
- 脂肪: 13g ● 鈉: 1g ● 熱量: 166kcal

照燒雞肉
雞腿肉80g

醣類
3.1 g

蛋白質
14 g

● 脂肪：13.2g ● 鈉：0.9g ● 熱量：186kcal

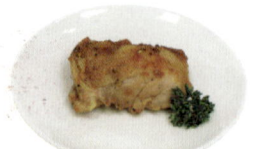

唐揚雞
雞腿肉30g

醣類
1.3 g

蛋白質
5.2 g

● 脂肪：5g ● 鈉：0.2g ● 熱量：70kcal

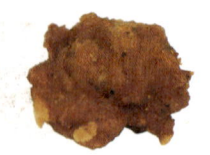

炸雞排
雞腿肉100g

醣類
11.1 g

蛋白質
20 g

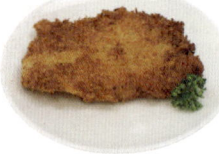

● 脂肪：29.1g ● 鈉：0.9g ● 熱量：382kcal

南蠻雞
雞腿肉80g、塔塔醬15g

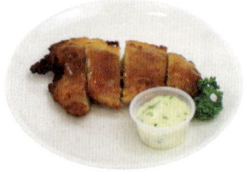

醣類
7.4 g

蛋白質
15.4 g

● 脂肪：28.2g ● 鈉：1.8g ● 熱量：353kcal

炸雞塊
雞絞肉100g

醣類
5.5 g

蛋白質
16.7 g

● 脂肪：14.7g ● 鈉：0.7g ● 熱量：227kcal

炸雞
雞翅50g

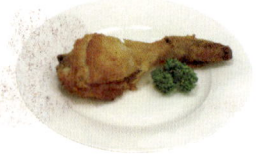

醣類
2.2 g

蛋白質
8.3 g

● 脂肪：12.2g ● 鈉：0.3g ● 熱量：149kcal

炸起司雞里肌
雞里肌40g、起司10g

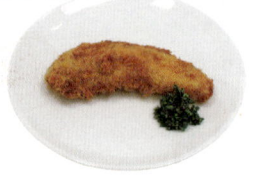

醣類
4.6 g

蛋白質
11.2 g

● 脂肪：8.9g ● 鈉：0.6g ● 熱量：147kcal

棒棒雞
雞胸肉50g、小黃瓜25g、萵苣20g

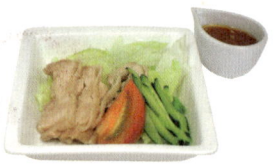

醣類
3.7 g

蛋白質
10.1 g

● 脂肪：4.6g ● 鈉：1.1g ● 熱量：108kcal

奶油燉菜
雞腿肉40g、馬鈴薯50g、牛奶60g

醣類
18.5 g

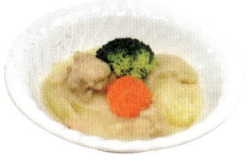

蛋白質
13.3 g

● 脂肪 ： 15g　● 鈉 ： 0.9g　● 熱量 ： 267kcal

家鴨鴨肉
10g

醣類
0 g

蛋白質
1.2 g

● 脂肪 ： 2.9g　● 鈉 ： 0g　● 熱量 ： 30kcal

綠頭鴨鴨肉（無皮）
7g

醣類
0 g

蛋白質
1.4 g

● 脂肪 ： 0.2g　● 鈉 ： 0g　● 熱量 ： 8kcal

羊腿肉
70g

醣類
0.2 g

蛋白質
12.3 g

● 脂肪 ： 8.4g　● 鈉 ： 0.1g　● 熱量 ： 115kcal

鯨魚瘦肉
100g

醣類
0.2 g

蛋白質
19.9 g

● 脂肪 ： 0.4g　● 鈉 ： 0.2g　● 熱量 ： 100kcal

鯨魚皮
30g

醣類
0.1 g

蛋白質
2.9 g

● 脂肪 ： 20.6g　● 鈉 ： 0g　● 熱量 ： 173kcal

鯨魚尾鰭肉
20g

醣類
0 g

蛋白質
1.1 g

● 脂肪 ： 0.2g　● 鈉 ： 0g　● 熱量 ： 6kcal

主菜　肉類・肉料理

常用的代表性 調味料① DATA

【 美乃滋 12g 】
醣類 0.4g　蛋白質 0.2g
脂肪 9.1g　鈉 0.2g　熱量 80kcal

【 美乃滋（熱量減半）12g 】
醣類 0.3g　蛋白質 0.3g
脂肪 3.4g　鈉 0.5g　熱量 31kcal

【 番茄醬 18g 】
醣類 4.7g　蛋白質 0.2g
脂肪 0g　鈉 0.6g　熱量 19kcal

【 伍斯塔醬汁 18g 】
醣類 4.8g　蛋白質 0.1g
脂肪 0g　鈉 1.5g　熱量 21kcal

【 中濃醬 18g 】
醣類 5.4g　蛋白質 0.1g
脂肪 0g　鈉 1g　熱量 23kcal

【 炸豬排醬 18g 】
醣類 5.4g　蛋白質 0.2g
脂肪 0g　鈉 1g　熱量 23kcal

【 水果醋 18g 】
醣類 1.3g　蛋白質 0.5g
脂肪 0g　鈉 1g　熱量 9kcal

【 穀物醋 15g 】
醣類 0.4g　蛋白質 0g
脂肪 0g　鈉 0g　熱量 4kcal

【 橄欖油 12g 】
醣類 0g　蛋白質 0g
脂肪 12g　鈉 0g　熱量 107kcal

【 芝麻油 12g 】
醣類 0g　蛋白質 0g
脂肪 12g　鈉 0g　熱量 107kcal

【 辣油 5g 】
醣類 Tr　蛋白質 0g
脂肪 5g　鈉 0g　熱量 44kcal

主菜

魚貝類・魚貝料理

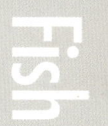

Fish

日本竹筴魚
1尾120g（可食用部分54g）

醣類
0.1 g

蛋白質
9.1 g

● 脂肪：2.4g　● 鈉：0.2g　● 熱量：60kcal

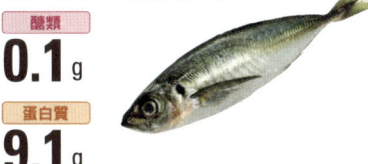

星鰻
1尾90g（可食用部分58.5g）

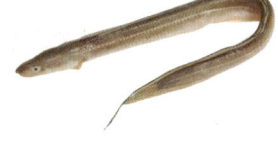

醣類
Tr

蛋白質
8.4 g

● 脂肪：5.4g　● 鈉：0.2g　● 熱量：85kcal

香魚（野生）
1尾95g（可食用部分52.3g）

醣類
0.1 g

蛋白質
7.8 g

● 脂肪：1.3g　● 鈉：0.1g　● 熱量：49kcal

三線磯鱸
1尾160g（可食用部分88g）

醣類
0.1 g

蛋白質
12.6 g

● 脂肪：5g　● 鈉：0.4g　● 熱量：102kcal

遠東擬沙丁魚
1尾150g（可食用部分60g）

醣類
0.1 g

蛋白質
9.8 g

● 脂肪：5.5g　● 鈉：0.1g　● 熱量：94kcal

金梭魚
1尾150g（可食用部分90g）

醣類
0.1 g

蛋白質
13.9 g

● 脂肪：6.5g　● 鈉：0.3g　● 熱量：123kcal

鰈魚
1尾540g（可食用部分270g）

醣類
0.3 g

蛋白質
48.1 g

● 脂肪：3.5g　● 鈉：0.8g　● 熱量：240kcal

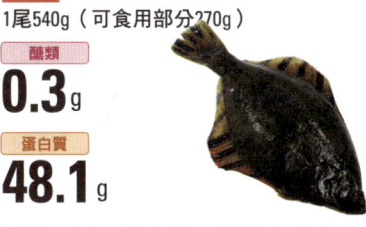

主菜・魚貝類・魚貝料理

沙腸
1尾110g（可食用部分49.5g）

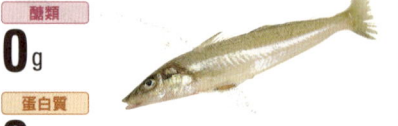

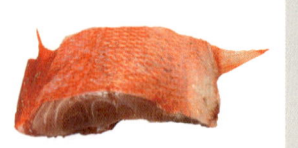

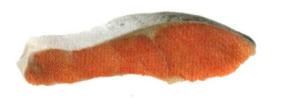

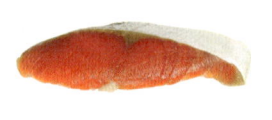

醣類
0 g

蛋白質
8 g

● 脂肪：0.1g ● 鈉：0.1g ● 熱量：36kcal

紅金眼鯛
80g

醣類
0.1 g

蛋白質
11.7 g

● 脂肪：7.2g ● 鈉：0.1g ● 熱量：118kcal

虹鱒（養殖）
55g

醣類
0.2 g

蛋白質
9.2 g

● 脂肪：7g ● 鈉：0.1g ● 熱量：103kcal

紅鉤吻鮭
65g

醣類
0.1 g

蛋白質
12.1 g

● 脂肪：2.9g ● 鈉：0.1g ● 熱量：83kcal

白腹鯖
100g

醣類
0.3 g

蛋白質
17.8 g

● 脂肪：16.8g ● 鈉：0.3g ● 熱量：211kcal

日本下鱵魚
1尾30g（可食用部分18g）

醣類
Tr

蛋白質
2.9 g

● 脂肪：0.2g ● 鈉：0.1g ● 熱量：16kcal

日本馬加鰆
90g

醣類
0.1 g

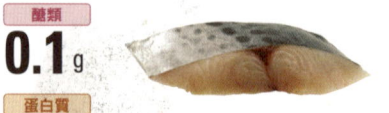

蛋白質
16.2 g

● 脂肪：8.7g ● 鈉：0.2g ● 熱量：145kcal

秋刀魚
1尾150g（可食用部分97.5g）

醣類
0.1 g

蛋白質
15.9 g

● 脂肪：25g ● 鈉：0.4g ● 熱量：280kcal

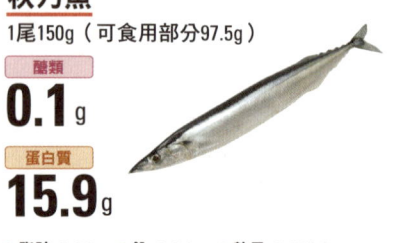

主菜・魚貝類・魚貝料理

日本真鱸
100g
醣類
Tr
蛋白質
16.4g
- 脂肪：4.2g ● 鈉：0.2g ● 熱量：113kcal

嘉鱲（養殖）
100g
醣類
0.1g
蛋白質
18.1g
- 脂肪：9.4g ● 鈉：0.1g ● 熱量：160kcal

白帶魚
80g
醣類
Tr
蛋白質
11.7g
- 脂肪：16.7g ● 鈉：0.2g ● 熱量：190kcal

太平洋鱈
100g
醣類
0.1g
蛋白質
14.2g
- 脂肪：0.2g ● 鈉：0.3g ● 熱量：72kcal

比目魚（野生）
1尾150g（可食用部分90g）
醣類
Tr
蛋白質
15.8g
- 脂肪：1.8g ● 鈉：0.1g ● 熱量：86kcal

鰤魚
100g
醣類
0.3g
蛋白質
18.6g
- 脂肪：17.6g ● 鈉：0.1g ● 熱量：222kcal

太平洋黑鮪（野生）
30g
醣類
0g
蛋白質
5g
- 脂肪：8.3g ● 鈉：0.1g ● 熱量：92kcal

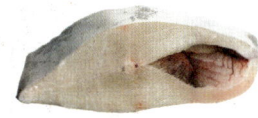

北鯧
150g（可食用部分90g）
醣類
Tr
蛋白質
12.5g
- 脂肪：9.8g ● 鈉：0.4g ● 熱量：145kcal

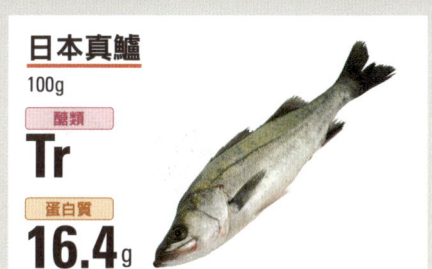

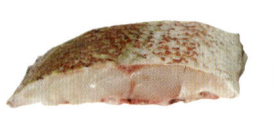

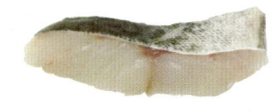

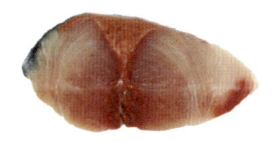

牛眼鯥
1尾160g（可食用部分80g）

醣類
Tr

蛋白質
11.6 g

● 脂肪：10.1g ● 鈉：0.2g ● 熱量：140kcal

無備平
1尾95g（可食用部分42.8g）

醣類
Tr

蛋白質
6.7 g

● 脂肪：1.5g ● 鈉：0.1g ● 熱量：43kcal

甜蝦
3尾30g（可食用部分10.5g）

醣類
0 g

蛋白質
1.6 g

● 脂肪：0.2g ● 鈉：0.1g ● 熱量：9kcal

斑節蝦（養殖）
1尾25g（可食用部分11.3g）

醣類
Tr

蛋白質
2 g

● 脂肪：0.1g ● 鈉：0g ● 熱量：10kcal

明蝦
1尾10g（可食用部分4.5g）

醣類
0 g

蛋白質
0.8 g

● 脂肪：0g ● 鈉：0g ● 熱量：4kcal

草蝦（養殖）
1尾20g（可食用部分17g）

醣類
0.1 g

蛋白質
2.6 g

● 脂肪：0.1g ● 鈉：0.1g ● 熱量：13kcal

北海道毛蟹（水煮）
100g

醣類
0.2 g

蛋白質
13.8 g

● 脂肪：0.5g ● 鈉：0.6g ● 熱量：78kcal

雪蟹（水煮）
100g

醣類
0.1 g

蛋白質
11.2 g

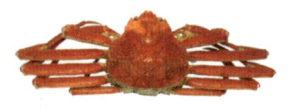

● 脂肪：0.6g ● 鈉：0.6g ● 熱量：65kcal

主菜 魚貝類・魚貝料理

帝王蟹（水煮）
100g
- 醣類 0.3 g
- 蛋白質 14.3 g
- 脂肪：1.5g ● 鈉：0.8g ● 熱量：77kcal

赤魷
50g
- 醣類 Tr
- 蛋白質 6.7 g
- 脂肪：0.8g ● 鈉：0.3g ● 熱量：41kcal

真鎖管
1隻140g（可食用部分112g）
- 醣類 0.1 g
- 蛋白質 14.2 g
- 脂肪：1.1g ● 鈉：0.6g ● 熱量：86kcal

甲烏賊
1隻250g（可食用部分162.5g）
- 醣類 0.2 g
- 蛋白質 17.2 g
- 脂肪：2.1g ● 鈉：1.1g ● 熱量：104kcal

日本魷
1隻190g（可食用部分133g）
- 醣類 0.1 g
- 蛋白質 17.8 g
- 脂肪：1.1g ● 鈉：0.7g ● 熱量：101kcal

螢火魷（水煮）
4g
- 醣類 0 g
- 蛋白質 0.5 g
- 脂肪：0.1g ● 鈉：0g ● 熱量：4kcal

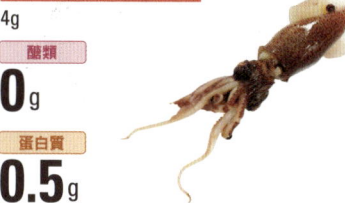

長槍烏賊
1隻145g（可食用部分108.8g）
- 醣類 0.4 g
- 蛋白質 14.2 g
- 脂肪：1.1g ● 鈉：0.4g ● 熱量：86kcal

飯蛸
50g
- 醣類 0.1 g
- 蛋白質 5.3 g
- 脂肪：0.4g ● 鈉：0.3g ● 熱量：32kcal

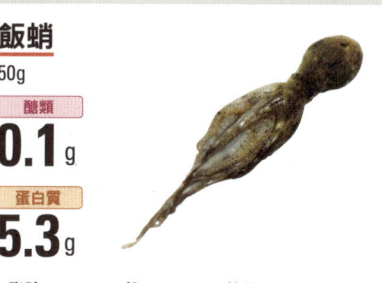

中華蛸
80g
- 醣類: 0.1 g
- 蛋白質: 9.4 g
- 脂肪：0.6g ●鈉：0.6g ●熱量：56kcal

花蛤
1個8g（可食用部分3.2g）
- 醣類: 0 g
- 蛋白質: 0.1 g
- 脂肪：0g ●鈉：0.1g ●熱量：1kcal

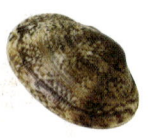

蜆
20g（可食用部分5g）
- 醣類: 0.2 g
- 蛋白質: 0.3 g
- 脂肪：0.1g ●鈉：0g ●熱量：3kcal

蛤蜊
100g（可食用部分40g）
- 醣類: 0.7 g
- 蛋白質: 1.8 g
- 脂肪：0.2g ●鈉：0.8g ●熱量：14kcal

生牡蠣
20g
- 醣類: 1 g
- 蛋白質: 1 g
- 脂肪：0.4g ●鈉：0.2g ●熱量：12kcal

水煮牡蠣（養殖）
15g
- 醣類: 1.1 g
- 蛋白質: 1.1 g
- 脂肪：0.5g ●鈉：0.1g ●熱量：14kcal

帆立貝
220g（可食用部分110g）
- 醣類: 1.6 g
- 蛋白質: 11 g
- 脂肪：1g ●鈉：0.9g ●熱量：73kcal

鮪魚生魚片
鮪魚40g、白蘿蔔20g
- 醣類: 0.6 g
- 蛋白質: 9 g
- 脂肪：0.6g ●鈉：0g ●熱量：49kcal

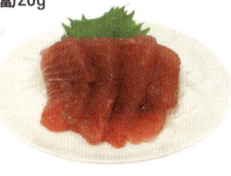

鮭魚生魚片
鮭魚40g、白蘿蔔20g
醣類 0.6 g
蛋白質 7 g
● 脂肪：6.6g　● 鈉：0g　● 熱量：90kcal

鯛魚生魚片
50g
醣類 0.1 g
蛋白質 8.9 g
● 脂肪：2.8g　● 鈉：0g　● 熱量：63kcal

醋漬鯖魚
30g
醣類 0.5 g
蛋白質 5.3 g
● 脂肪：8.1g　● 鈉：0.5g　● 熱量：88kcal

鮭魚卵
30g
醣類 0.1 g
蛋白質 8.6 g
● 脂肪：4.7g　● 鈉：0.7g　● 熱量：76kcal

海膽
20g
醣類 0.7 g
蛋白質 2.3 g
● 脂肪：1g　● 鈉：0.1g　● 熱量：22kcal

蝴蝶切秋刀魚乾
84g
醣類 0.1 g
蛋白質 14.7 g
● 脂肪：16g　● 鈉：1.1g　● 熱量：195kcal

味醂醃漬秋刀魚乾
68g
醣類 13.9 g
蛋白質 14.7 g
● 脂肪：17.5g　● 鈉：2.4g　● 熱量：260kcal

鹽烤秋刀魚
秋刀魚50g
醣類 0 g
蛋白質 8.2 g
● 脂肪：12.8g　● 鈉：0.9g　● 熱量：144kcal

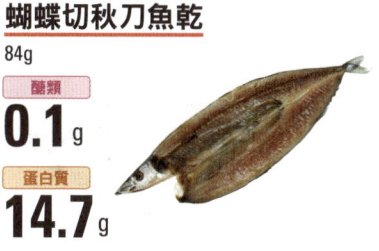

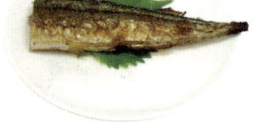

主菜・魚貝類・魚貝料理

071

鹽烤鮭魚
鮭魚60g

醣類
0 g

蛋白質
11.4 g

- 脂肪：2.5g　● 鈉：1.1g　● 熱量：75kcal

小鱗脂眼鯡魚乾（整隻）
1片310g（可食用部分201.5g）

醣類
0.2 g

蛋白質
36.3 g

- 脂肪：18.9g　● 鈉：3.6g　● 熱量：324kcal

鹽烤遠東多線魚
多線魚150g、白蘿蔔30g

醣類
2 g

蛋白質
27.2 g

- 脂肪：14.2g　● 鈉：2.7g　● 熱量：252kcal

蝴蝶切日本竹筴魚乾
1片90g（可食用部分58.5g）

醣類
0.1 g

蛋白質
10.1 g

- 脂肪：5.1g　● 鈉：1g　● 熱量：88kcal

蝴蝶切竹筴魚
竹筴魚60g、白蘿蔔30g

醣類
0.9 g

蛋白質
10.4 g

- 脂肪：5.3g　● 鈉：1g　● 熱量：95kcal

紅金眼鯛魚乾
111.2g

醣類
0.1 g

蛋白質
16.1 g

- 脂肪：9.9g　● 鈉：1.3g　● 熱量：162kcal

鯖魚乾
250g

醣類
0.5 g

蛋白質
41 g

- 脂肪：71.3g　● 鈉：4.3g　● 熱量：758kcal

烤鯖魚
鯖魚80g、白蘿蔔30g

醣類
1 g

蛋白質
14.4 g

- 脂肪：13.5g　● 鈉：1g　● 熱量：174kcal

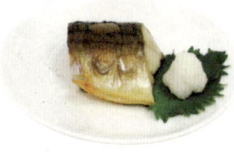

小鱗脂眼鯡魚乾（整隻）

1隻35g（可食用部分29.8g）

醣類
0.1 g

蛋白質
11.5 g

● 脂肪：1.5g　● 鈉：1.7g　● 熱量：65kcal

味醂醃漬日本鯷魚乾

35g

醣類
8.8 g

蛋白質
13 g

● 脂肪：2.5g　● 鈉：1g　● 熱量：116kcal

毛鱗魚乾（半乾）

35g

醣類
0.2 g

蛋白質
4.4 g

● 脂肪：4.1g　● 鈉：0.5g　● 熱量：56kcal

日本叉牙魚（半乾）

2尾45g（可食用部分22.5g）

醣類
Tr

蛋白質
3.3 g

● 脂肪：2.3g　● 鈉：0.3g　● 熱量：35kcal

鹽味鰈魚乾

1片200g（可食用部分120g）

醣類
Tr

蛋白質
24.2 g

● 脂肪：4.1g　● 鈉：1.3g　● 熱量：125kcal

蒲燒鰻魚

190g

醣類
5.9 g

蛋白質
36.7 g

● 脂肪：39.9g　● 鈉：2.5g　● 熱量：542kcal

白燒鰻魚

330g

醣類
0.3 g

蛋白質
57.4 g

● 脂肪：85.1g　● 鈉：1g　● 熱量：990kcal

照燒鰤魚

鰤魚70g

醣類
3.9 g

蛋白質
13.5 g

● 脂肪：14.4g　● 鈉：1.3g　● 熱量：194kcal

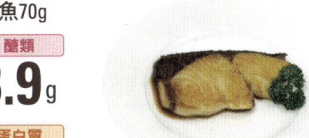

主菜　魚貝類・魚貝料理

073

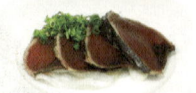

鰹魚半敲燒
鰹魚80g

醣類
1.3 g

蛋白質
16.5 g

● 脂肪：5g ● 鈉：0.1g ● 熱量：126kcal

義式生醃鯛魚片
鯛魚60g、水芹20g

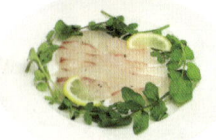

醣類
0.3 g

蛋白質
11.4 g

● 脂肪：6.2g ● 鈉：0.2g ● 熱量：105kcal

味噌鯖魚煮
鯖魚80g

醣類
6.8 g

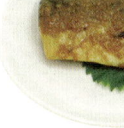

蛋白質
15 g

● 脂肪：13.8g ● 鈉：1g ● 熱量：213kcal

竹筴魚南蠻漬
竹筴魚60g、洋蔥20g、紅蘿蔔10g

醣類
6.9 g

蛋白質
10.7 g

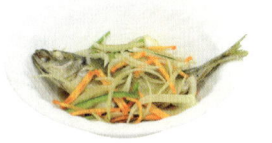

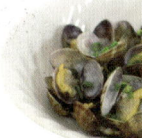

● 脂肪：6.3g ● 鈉：1.3g ● 熱量：141kcal

酒蒸花蛤
花蛤100g

醣類
0.9 g

蛋白質
4.7 g

● 脂肪：0.3g ● 鈉：2.3g ● 熱量：36kcal

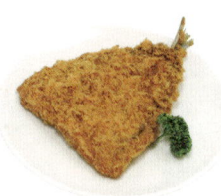

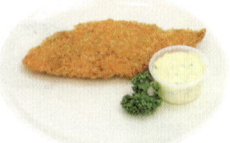

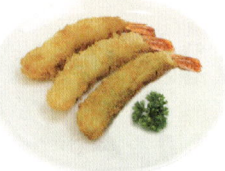

炸竹筴魚
竹筴魚70g

醣類
5.2 g

蛋白質
13.2 g

● 脂肪：19.5g ● 鈉：0.7g ● 熱量：251kcal

炸白魚
鱈魚60g

醣類
5.2 g

蛋白質
10.4 g

● 脂肪：14.3g ● 鈉：0.8g ● 熱量：198kcal

炸蝦
蝦子60g

醣類
4.9 g

蛋白質
10.4 g

● 脂肪：8.8g ● 鈉：0.6g ● 熱量：149kcal

炸牡蠣
牡蠣85g

醣類	12.6g
蛋白質	6.8g

● 脂肪：31.7g　● 鈉：2.5g　● 熱量：361kcal

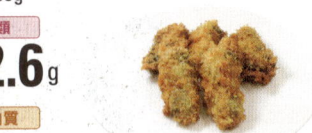

奶油蟹肉可樂餅
蟹肉40g

醣類	24.2g
蛋白質	12g

● 脂肪：31.4g　● 鈉：2.1g　● 熱量：427kcal

乾燒蝦仁
蝦子120g

醣類	6.1g
蛋白質	18.9g

● 脂肪：6.4g　● 鈉：2.4g　● 熱量：180kcal

美乃滋蝦
蝦子60g

醣類	2.3g
蛋白質	9.8g

● 脂肪：22.6g　● 鈉：1g　● 熱量：255kcal

白蘿蔔鰤魚煮
鰤魚60g、白蘿蔔80g

醣類	9.8g
蛋白質	12.2g

● 脂肪：10.6g　● 鈉：1.7g　● 熱量：186kcal

馬賽魚湯
鱈魚60g、蝦子40g、蛤蜊20g

醣類	5.8g
蛋白質	16.3g

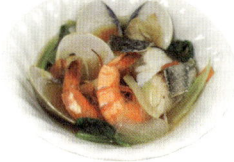

● 脂肪：4g　● 鈉：1.3g　● 熱量：157kcal

銀魚
15g

醣類	0.1g
蛋白質	5g

● 脂肪：0.5g　● 鈉：1g　● 熱量：28kcal

乾燥櫻花蝦
5g

醣類	0g
蛋白質	2.3g

● 脂肪：0.2g　● 鈉：0.1g　● 熱量：14kcal

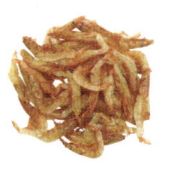

主菜　魚貝類・魚貝料理

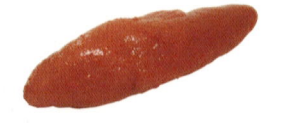

辛子明太子
35g

醣類
1.1g

蛋白質
6.4g

● 脂肪：1.2g　● 鈉：2g　● 熱量：42kcal

花蛤佃煮
10g

醣類
3g

蛋白質
1.6g

● 脂肪：0.2g　● 鈉：0.7g　● 熱量：22kcal

魚肉腸
75g

醣類
9.4g

蛋白質
7.7g

● 脂肪：5.4g　● 鈉：1.6g　● 熱量：119kcal

炸魚餅
60g

醣類
6.3g

蛋白質
10.6g

● 脂肪：2.2g　● 鈉：1.8g　● 熱量：89kcal

竹葉魚板
60g

醣類
5.8g

蛋白質
6.7g

● 脂肪：0.5g　● 鈉：1.5g　● 熱量：56kcal

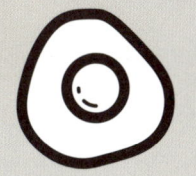

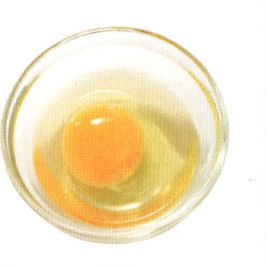

主菜
蛋・蛋料理
Eggs

生雞蛋
50g
- 醣類: **0.2**g
- 蛋白質: **5.7**g
- 脂肪：5.1g　鈉：0.2g　熱量：71kcal

水煮蛋
50g
- 醣類: **0.1**g
- 蛋白質: **5.6**g
- 脂肪：5.2g　鈉：0.1g　熱量：67kcal

荷包蛋
雞蛋50g、鹽0.3g
- 醣類: **0.2**g
- 蛋白質: **5.7**g
- 脂肪：7.1g　鈉：0.5g　熱量：89kcal

火腿蛋
雞蛋50g、火腿20g、鹽0.3g
- 醣類: **0.6**g
- 蛋白質: **8.9**g
- 脂肪：10g　鈉：1g　熱量：131kcal

溫泉蛋
雞蛋50g
- 醣類: **0.2**g
- 蛋白質: **5.7**g
- 脂肪：5.1g　鈉：0.2g　熱量：71kcal

炒蛋
雞蛋50g、番茄醬8g
- 醣類: **2.7**g
- 蛋白質: **6**g
- 脂肪：9.4g　鈉：0.7g　熱量：120kcal

歐姆蛋
雞蛋50g、番茄醬8g
- 醣類: **2.7**g
- 蛋白質: **6**g
- 脂肪：6.9g　鈉：0.8g　熱量：97kcal

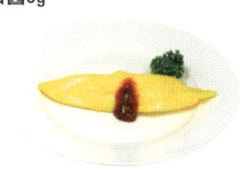

高湯蛋捲
雞蛋50g

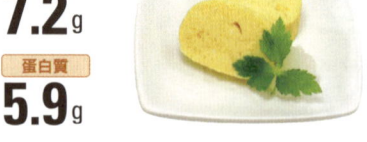

醣類	7.2 g
蛋白質	5.9 g

● 脂肪：7.1g　● 鈉：1.1g　● 熱量：119kcal

厚蛋燒
60g

醣類	3.9 g
蛋白質	5.6 g

● 脂肪：5.5g　● 鈉：0.7g　● 熱量：88kcal

芙蓉豆腐
120g

醣類	1.3 g
蛋白質	7.1 g

● 脂肪：6.4g　● 鈉：1.7g　● 熱量：93kcal

茶碗蒸
雞蛋30g、雞胸肉15g、蝦子10g

醣類	2.4 g
蛋白質	8.4 g

● 脂肪：4.1g　● 鈉：0.8g　● 熱量：85kcal

韭菜炒蛋
雞蛋35g、韭菜25g

醣類	0.7 g
蛋白質	4.5 g

● 脂肪：8.4g　● 鈉：0.9g　● 熱量：99kcal

鵪鶉蛋
1顆11g（可食用部分9g）

醣類	0 g
蛋白質	1 g

● 脂肪：1.2g　● 鈉：0g　● 熱量：14kcal

主菜

大豆製品・豆料理

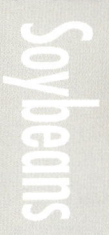

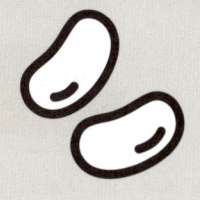

Soybeans

大豆（水煮）
20g

醣類
0.1 g

蛋白質
2.5 g

● 脂肪 ： 1.3g　● 鈉 ： 0.1g　● 熱量 ： 25kcal

木綿豆腐
400g

醣類
1.6 g

蛋白質
26.8 g

● 脂肪 ： 19.6g　● 鈉 ： 0g　● 熱量 ： 292kcal

嫩豆腐
400g

醣類
4.4 g

蛋白質
21.2 g

● 脂肪 ： 14g　● 鈉 ： 0g　● 熱量 ： 224kcal

高野豆腐
18g

醣類
0.3 g

蛋白質
8.9 g

● 脂肪 ： 6.1g　● 鈉 ： 0.2g　● 熱量 ： 89kcal

油豆腐
20g

醣類
0.1 g

蛋白質
2.1 g

● 脂肪 ： 2.3g　● 鈉 ： 0g　● 熱量 ： 29kcal

油炸豆皮
70g

醣類
0 g

蛋白質
16.1 g

● 脂肪 ： 24.1g　● 鈉 ： 0g　● 熱量 ： 264kcal

納豆
50g

醣類
2.6 g

蛋白質
7.3 g

● 脂肪 ： 5g　● 鈉 ： 0g　● 熱量 ： 95kcal

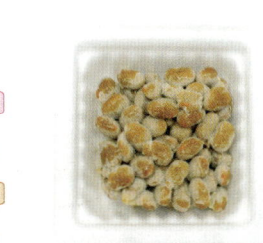

主菜　大豆製品・豆類料理

什錦炸豆腐餅
100g

醣類
0.2 g

蛋白質
15.2 g

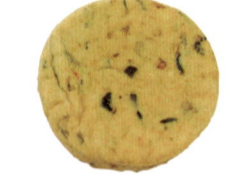

● 脂肪 ： 17.8g　● 鈉 ： 0.5g　● 熱量 ： 223kcal

滷什錦炸豆腐餅
炸豆腐餅75g、紅蘿蔔20g

醣類
7.5 g

蛋白質
12.4 g

● 脂肪 ： 13.4g　● 鈉 ： 1.8g　● 熱量 ： 211kcal

滷油豆腐
油豆腐60g

醣類
8.8 g

蛋白質
6.9 g

● 脂肪 ： 6.8g　● 鈉 ： 1.4g　● 熱量 ： 137kcal

日式什錦五目豆
大豆45g、紅蘿蔔20g、牛蒡15g

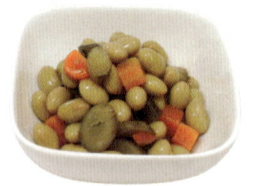

醣類
10.1 g

蛋白質
6.6 g

● 脂肪 ： 3.1g　● 鈉 ： 1.6g　● 熱量 ： 104kcal

煮黑豆
30g

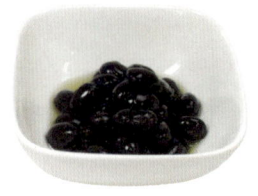

醣類
9.2 g

蛋白質
4 g

● 脂肪 ： 2.8g　● 鈉 ： 0.5g　● 熱量 ： 80kcal

日式肉豆腐
木綿豆腐100g、牛肩胛肉50g

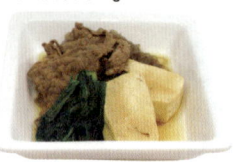

醣類
6.5 g

蛋白質
14.9 g

● 脂肪 ： 19.2g　● 鈉 ： 1.9g　● 熱量 ： 270kcal

豆腐漢堡
木綿豆腐50g、雞絞肉50g

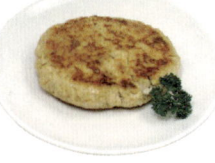

醣類
15.8 g

蛋白質
14.9 g

● 脂肪 ： 20.2g　● 鈉 ： 1.3g　● 熱量 ： 314kcal

肉燥油豆腐
油豆腐60g、雞絞肉20g

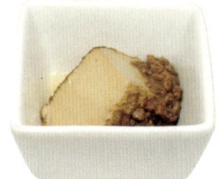

醣類
11 g

蛋白質
10 g

● 脂肪 ： 9.6g　● 鈉 ： 1.7g　● 熱量 ： 187kcal

麻婆豆腐
木綿豆腐200g、豬絞肉50g

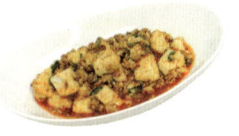

醣類 **7.6**g

蛋白質 **23.4**g

● 脂肪：29.2g ● 鈉：3.4g ● 熱量：392kcal

無調整豆乳
200g

醣類 **5.8**g

蛋白質 **6.8**g

● 脂肪：4g ● 鈉：0g ● 熱量：88kcal

調整豆乳
200g

醣類 **9**g

蛋白質 **6.2**g

● 脂肪：7.2g ● 鈉：0.2g ● 熱量：126kcal

主菜 大豆製品・豆類料理

常用的代表性 調味料② DATA

【 　　　　醬油 18g　　　　 】

醣類 1.4g　**蛋白質** 1.1g

脂肪	鈉	熱量
0g	2.6g	14kcal

【 　　　淡味醬油（生抽）18g　　 】

醣類 1g　**蛋白質** 0.9g

脂肪	鈉	熱量
0g	2.9g	11kcal

【 　　　生魚片醬油 18g　　　 】

醣類 2.9g　**蛋白質** 1.7g

脂肪	鈉	熱量
0g	2.3g	20kcal

【 　　　　昆布麵汁 60g　　　 】

醣類 5.2g　**蛋白質** 1.2g

脂肪	鈉	熱量
0g	2g	26kcal

【 　　　　味噌 18g　　　　 】

醣類 3g　**蛋白質** 2g

脂肪	鈉	熱量
1.1g	2.2g	33kcal

【 　　　　麥味噌 18g　　　 】

醣類 4.3g　**蛋白質** 1.5g

脂肪	鈉	熱量
0.8g	1.9g	33kcal

Column

改變食物挑選方式！
了解「胺基酸評分」

蛋白質中有20種胺基酸，其中有9種人體無法自行合成的胺基酸稱為必需胺基酸。為了有效攝取必需胺基酸，專家提出「胺基酸評分」概念。數值愈趨近於100的食品最為理想，這可以作為選擇飲食的一種指標。

■ 將必需胺基酸比喻成木桶的「木桶理論」

透過「木桶理論」，我們能夠以簡單易懂的方式了解胺基酸評分。將9種必需胺基酸比喻成9個竹片，以此來表示食品成分的平衡性。

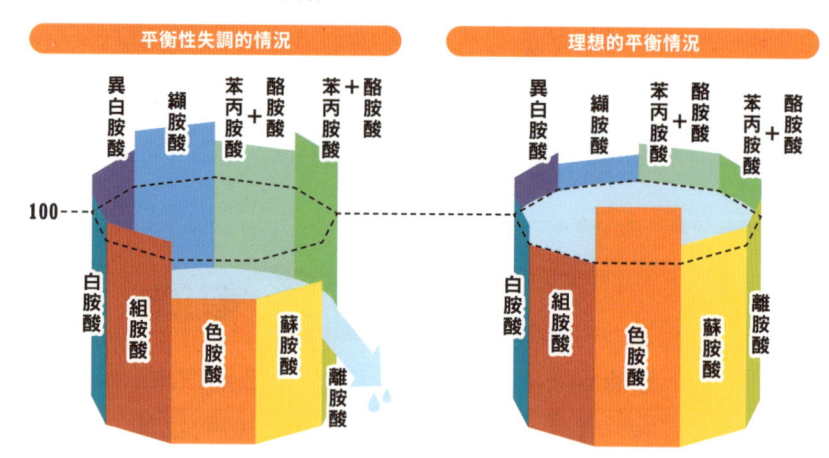

平衡性失調的情況

異白胺酸、纈胺酸、苯丙胺酸＋酪胺酸、酪胺酸＋苯丙胺酸、白胺酸、組胺酸、色胺酸、蘇胺酸、離胺酸

100

理想的平衡情況

異白胺酸、纈胺酸、苯丙胺酸＋酪胺酸、酪胺酸＋苯丙胺酸、白胺酸、組胺酸、色胺酸、蘇胺酸、離胺酸

■ 主要食物的胺基酸評分

以下為胺基酸評分值為100的食物，包含能夠攝取必需胺基酸的食物和其他主要食物。僅供大家作為攝取優質蛋白質的參考。

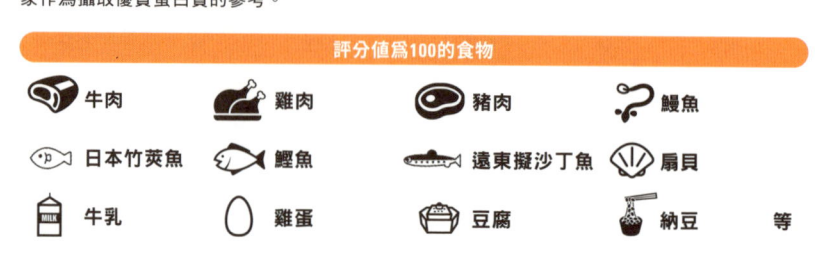

評分值為100的食物

牛肉	雞肉	豬肉	鰻魚
日本竹筴魚	鰹魚	遠東擬沙丁魚	扇貝
牛乳	雞蛋	豆腐	納豆	等

▶ PART 2

配菜

蔬菜・蔬菜料理	P.84
海藻・海藻料理	P.96
湯類	P.97

配菜

蔬菜・蔬菜料理
Vegetables

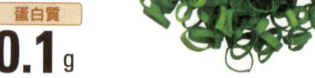

蝦夷蔥
28g
- 醣類 **0.7** g
- 蛋白質 **0.8** g
- 脂肪：0.1g　鈉：0g　熱量：10kcal

蘆筍
15g
- 醣類 **0.3** g
- 蛋白質 **0.3** g
- 脂肪：0g　鈉：0g　熱量：3kcal

日本油菜
47g
- 醣類 **0.2** g
- 蛋白質 **0.6** g
- 脂肪：0.1g　鈉：0g　熱量：6kcal

茼蒿
35g
- 醣類 **0.3** g
- 蛋白質 **0.7** g
- 脂肪：0.1g　鈉：0.1g　熱量：7kcal

菠菜
45g
- 醣類 **0.1** g
- 蛋白質 **0.8** g
- 脂肪：0.2g　鈉：0g　熱量：8kcal

水煮青江菜
104g
- 醣類 **0.9** g
- 蛋白質 **1** g
- 脂肪：0.1g　鈉：0.1g　熱量：11kcal

青蔥
5g
- 醣類 **0.1** g
- 蛋白質 **0.1** g
- 脂肪：0g　鈉：0g　熱量：1kcal

韭菜
90g

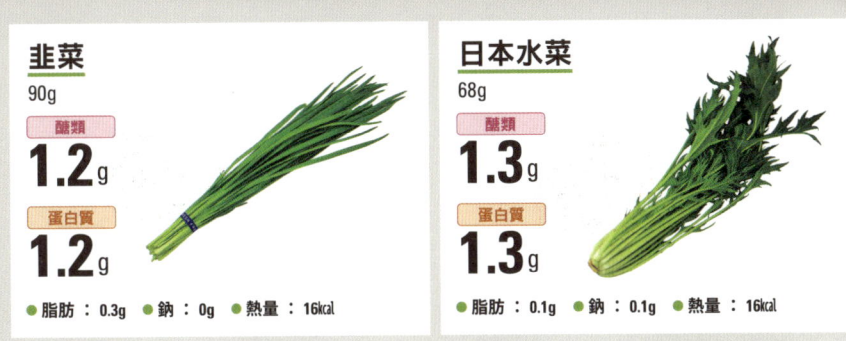

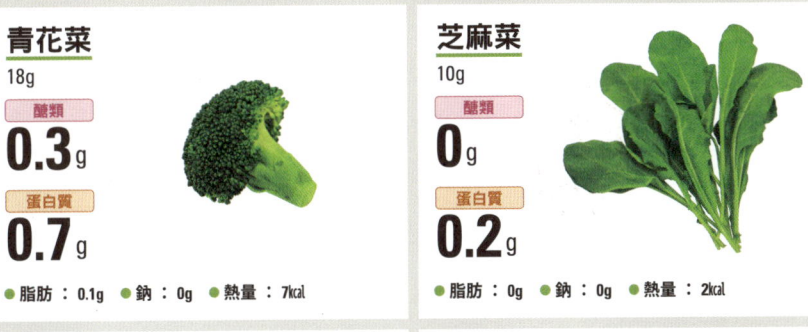

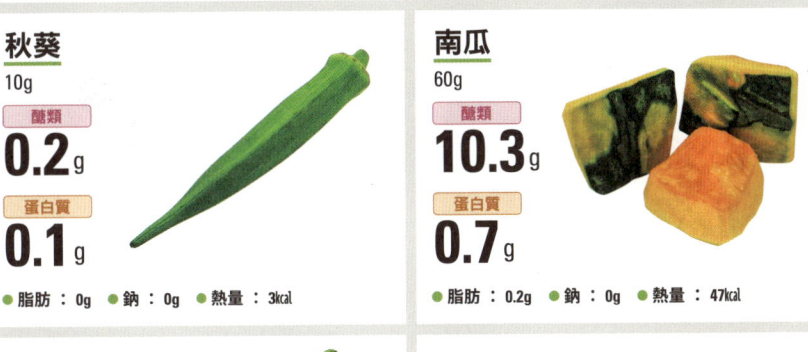

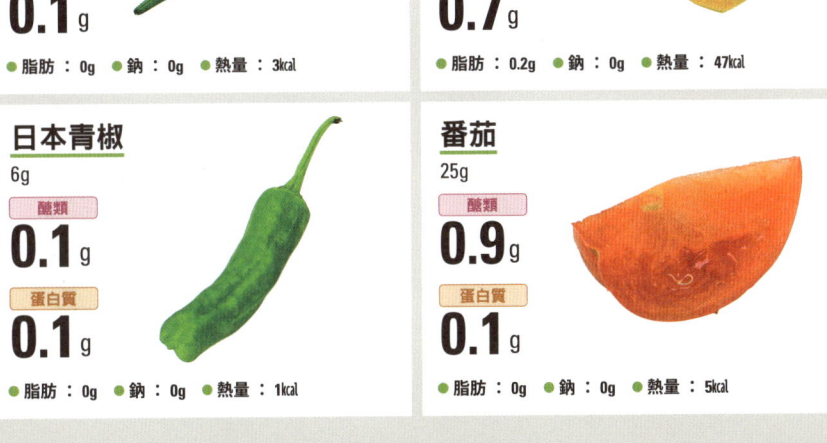

醣類
1.2 g

蛋白質
1.2 g

● 脂肪：0.3g　● 鈉：0g　● 熱量：16kcal

日本水菜
68g

醣類
1.3 g

蛋白質
1.3 g

● 脂肪：0.1g　● 鈉：0.1g　● 熱量：16kcal

青花菜
18g

醣類
0.3 g

蛋白質
0.7 g

● 脂肪：0.1g　● 鈉：0g　● 熱量：7kcal

芝麻菜
10g

醣類
0 g

蛋白質
0.2 g

● 脂肪：0g　● 鈉：0g　● 熱量：2kcal

秋葵
10g

醣類
0.2 g

蛋白質
0.1 g

● 脂肪：0g　● 鈉：0g　● 熱量：3kcal

南瓜
60g

醣類
10.3 g

蛋白質
0.7 g

● 脂肪：0.2g　● 鈉：0g　● 熱量：47kcal

日本青椒
6g

醣類
0.1 g

蛋白質
0.1 g

● 脂肪：0g　● 鈉：0g　● 熱量：1kcal

番茄
25g

醣類
0.9 g

蛋白質
0.1 g

● 脂肪：0g　● 鈉：0g　● 熱量：5kcal

配菜　蔬菜・蔬菜料理

小番茄
17g

醣類
1 g

蛋白質
0.1 g

● 脂肪：0g　● 鈉：0g　● 熱量：5kcal

青椒
26g

醣類
0.7 g

蛋白質
0.2 g

● 脂肪：0.1g　● 鈉：0g　● 熱量：5kcal

紅椒
108g

醣類
6.1 g

蛋白質
0.9 g

● 脂肪：0.2g　● 鈉：0g　● 熱量：30kcal

紅蘿蔔
30g

醣類
1.9 g

蛋白質
0.2 g

● 脂肪：0g　● 鈉：0g　● 熱量：9kcal

高麗菜
731g

醣類
24.8 g

蛋白質
6.6 g

● 脂肪：1.5g　● 鈉：0g　● 熱量：154kcal

芹菜
78g

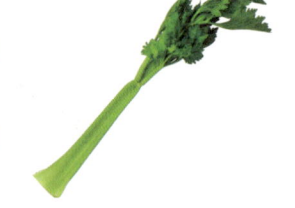

醣類
1.6 g

蛋白質
0.3 g

● 脂肪：0.1g　● 鈉：0.1g　● 熱量：9kcal

白菜
488.8g

醣類
9.2 g

蛋白質
2.9 g

● 脂肪：0.5g　● 鈉：0g　● 熱量：64kcal

萵苣
108g

醣類
1.8 g

蛋白質
0.5 g

● 脂肪：0.1g　● 鈉：0g　● 熱量：12kcal

波士頓萵苣
135g

醣類
1.2 g

蛋白質
1.1 g

● 脂肪：0.3g　● 鈉：0g　● 熱量：14kcal

葉萵苣
244.4g

醣類
3.5 g

蛋白質
2.4 g

● 脂肪：0.2g　● 鈉：0g　● 熱量：39kcal

紅葉萵苣
155.1g

醣類
1.9 g

蛋白質
1.1 g

● 脂肪：0.3g　● 鈉：0g　● 熱量：23kcal

韓國萵苣
5g

醣類
0 g

蛋白質
0.1 g

● 脂肪：0g　● 鈉：0g　● 熱量：1kcal

花椰菜
20g

醣類
0.4 g

蛋白質
0.4 g

● 脂肪：0g　● 鈉：0g　● 熱量：6kcal

竹筍
135g

醣類
2 g

蛋白質
3.4 g

● 脂肪：0.3g　● 鈉：0g　● 熱量：36kcal

小黃瓜
118g

醣類
2.2 g

蛋白質
0.8 g

● 脂肪：0.1g　● 鈉：0g　● 熱量：15kcal

櫛瓜
121.9g

醣類
1.8 g

蛋白質
1.1 g

● 脂肪：0.1g　● 鈉：0g　● 熱量：20kcal

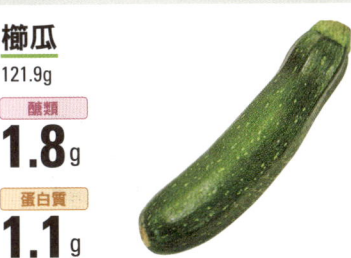

配菜　蔬菜・蔬菜料理

茄子 144g 醣類 **4.1**g 蛋白質 **1**g ● 脂肪：0.1g ● 鈉：0g ● 熱量：26kcal	**苦瓜** 20g 醣類 **0.3**g 蛋白質 **0.1**g ● 脂肪：0g ● 鈉：0g ● 熱量：3kcal
玉米 120g 醣類 **16.6**g 蛋白質 **3.2**g ● 脂肪：2g ● 鈉：0g ● 熱量：107kcal	**蕪菁** 80g 醣類 **2.7**g 蛋白質 **0.4**g ● 脂肪：0.1g ● 鈉：0g ● 熱量：15kcal
牛蒡 193.5g 醣類 **18.8**g 蛋白質 **2.1**g ● 脂肪：0.2g ● 鈉：0g ● 熱量：112kcal	**白蘿蔔** 110g 醣類 **3.1**g 蛋白質 **0.3**g ● 脂肪：0.1g ● 鈉：0g ● 熱量：17kcal
洋蔥 188g 醣類 **13**g 蛋白質 **1.3**g ● 脂肪：0.2g ● 鈉：0g ● 熱量：62kcal	**櫻桃蘿蔔** 9g 醣類 **0.2**g 蛋白質 **0.1**g ● 脂肪：0g ● 鈉：0g ● 熱量：1kcal

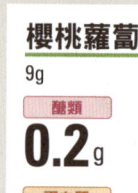

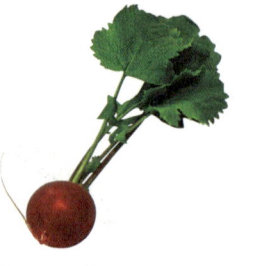

豆芽菜
49g

醣類
0.7 g

蛋白質
0.6 g

● 脂肪：0g　● 鈉：0g　● 熱量：7kcal

蓮藕
160g

醣類
21.6 g

蛋白質
2.1 g

● 脂肪：0.2g　● 鈉：0.2g　● 熱量：106kcal

四季豆
7g

醣類
0.2 g

蛋白質
0.1 g

● 脂肪：0g　● 鈉：0g　● 熱量：2kcal

毛豆
10g

醣類
0.4 g

蛋白質
1 g

● 脂肪：0.6g　● 鈉：0g　● 熱量：13kcal

豌豆莢
2g

醣類
0 g

蛋白質
0 g

● 脂肪：0g　● 鈉：0g　● 熱量：1kcal

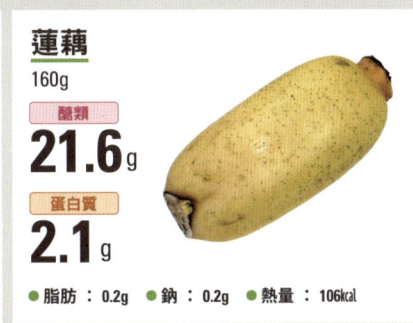

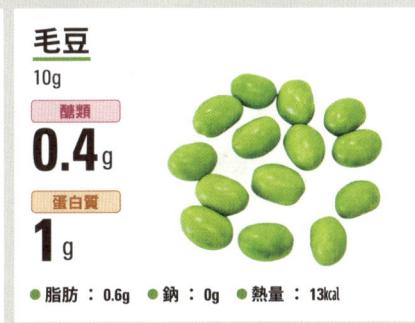

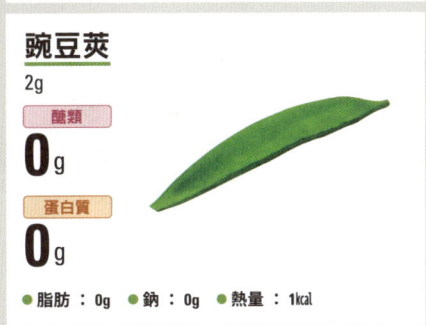

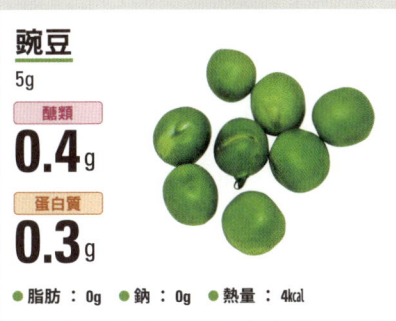

豌豆
5g

醣類
0.4 g

蛋白質
0.3 g

● 脂肪：0g　● 鈉：0g　● 熱量：4kcal

甜豌豆
8g

醣類
0.6 g

蛋白質
0.1 g

● 脂肪：0g　● 鈉：0g　● 熱量：4kcal

蠶豆（未熟豆）
4g

醣類
0.5 g

蛋白質
0.3 g

● 脂肪：0g　● 鈉：0g　● 熱量：4kcal

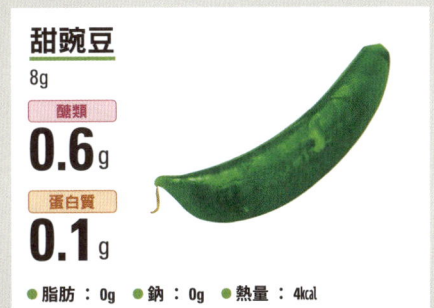

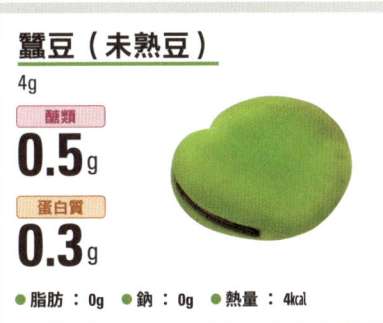

配菜　蔬菜・蔬菜料理

鷹嘴豆（水煮）

12g

醣類 **1.9**g

蛋白質 **0.9**g

- 脂肪：0.3g　鈉：0g　熱量：18kcal

小扁豆（水煮）

5g

醣類 **1**g

蛋白質 **0.5**g

- 脂肪：0g　鈉：0g　熱量：7kcal

蘿蔔芽

10g

醣類 **0.1**g

蛋白質 **0.2**g

- 脂肪：0.1g　鈉：0g　熱量：2kcal

葛切（乾）

30g

醣類 **26**g

蛋白質 **0.1**g

- 脂肪：0.1g　鈉：0g　熱量：102kcal

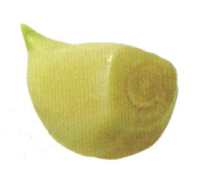

綠豆製冬粉（乾燥）

10g

醣類 **8.4**g

蛋白質 **0**g

- 脂肪：0g　鈉：0g　熱量：34kcal

紫蘇葉

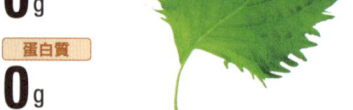

1g

醣類 **0**g

蛋白質 **0**g

- 脂肪：0g　鈉：0g　熱量：0kcal

薑

12g

醣類 **0.5**g

蛋白質 **0.1**g

- 脂肪：0g　鈉：0g　熱量：3kcal

大蒜

8g

醣類 **1.7**g

蛋白質 **0.3**g

- 脂肪：0.1g　鈉：0g　熱量：10kcal

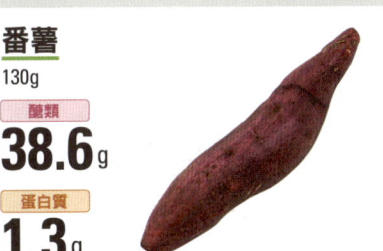

番薯　130g 醣類 **38.6**g 蛋白質 **1.3**g ● 脂肪：0.3g　● 鈉：0g　● 熱量：164kcal	**馬鈴薯**　110g 醣類 **9.2**g 蛋白質 **1.4**g ● 脂肪：0.1g　● 鈉：0g　● 熱量：65kcal
長山藥　190g 醣類 **40.2**g 蛋白質 **5.9**g ● 脂肪：0.9g　● 鈉：0g　● 熱量：205kcal	**日本山藥**　108g 醣類 **13.9**g 蛋白質 **1.6**g ● 脂肪：0.3g　● 鈉：0g　● 熱量：69kcal
山藥泥　50g 醣類 **6.5**g 蛋白質 **0.8**g ● 脂肪：0.1g　● 鈉：0g　● 熱量：32kcal	**蒟蒻絲**　45g 醣類 **0.1**g 蛋白質 **0.1**g ● 脂肪：Tr　● 鈉：0g　● 熱量：3kcal
金針菇　50g 醣類 **1.8**g 蛋白質 **0.8**g ● 脂肪：0.1g　● 鈉：0g　● 熱量：17kcal	**杏鮑菇**　30g 醣類 **0.8**g 蛋白質 **0.5**g ● 脂肪：0.1g　● 鈉：0g　● 熱量：9kcal

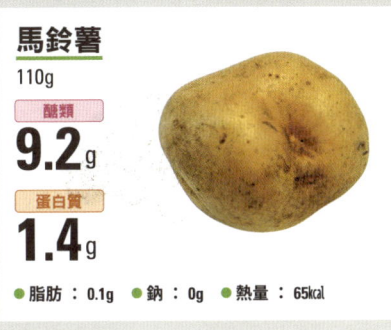

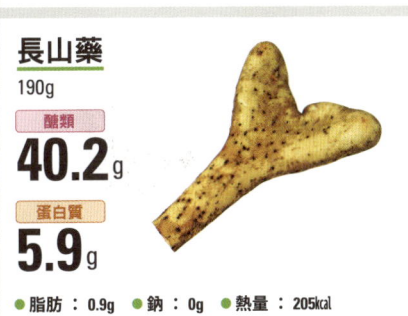

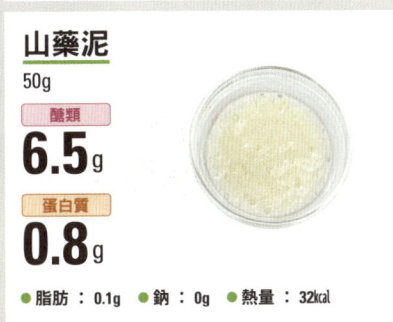

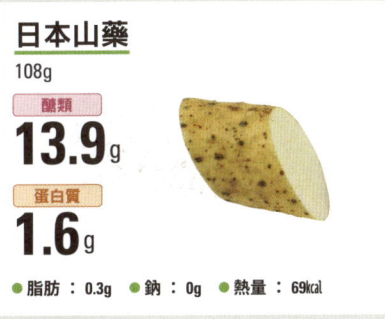

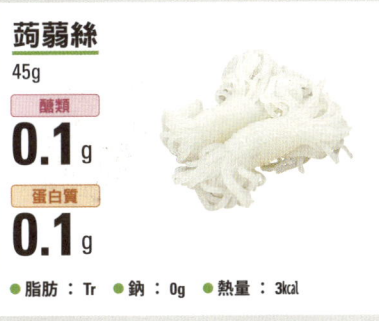

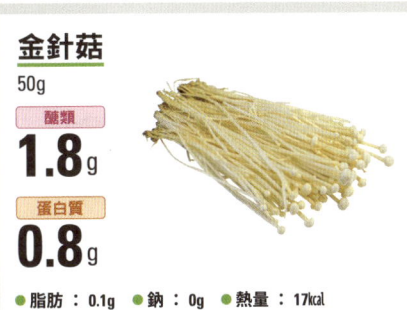

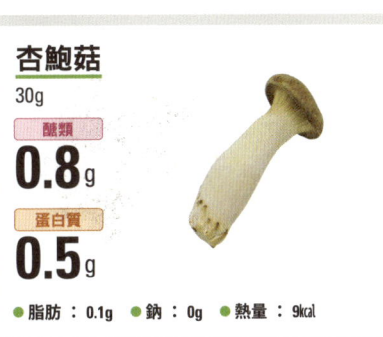

配菜　蔬菜・蔬菜料理

黑木耳（水煮）
7g
- 醣類 **0**g
- 蛋白質 **0**g
- 脂肪：0g ● 鈉：0g ● 熱量：1kcal

香菇
25g
- 醣類 **0.4**g
- 蛋白質 **0.5**g
- 脂肪：0.1g ● 鈉：0g ● 熱量：6kcal

乾香菇
6g
- 醣類 **1**g
- 蛋白質 **0.8**g
- 脂肪：0.2g ● 鈉：0g ● 熱量：15kcal

鴻喜菇
15g
- 醣類 **0.2**g
- 蛋白質 **0.2**g
- 脂肪：0.1g ● 鈉：0g ● 熱量：4kcal

松本茸
28g
- 醣類 **0.3**g
- 蛋白質 **0.7**g
- 脂肪：0.1g ● 鈉：0g ● 熱量：6kcal

滑菇
20g
- 醣類 **0.4**g
- 蛋白質 **0.2**g
- 脂肪：0g ● 鈉：0g ● 熱量：4kcal

秀珍菇
30g
- 醣類 **1.1**g
- 蛋白質 **0.6**g
- 脂肪：0.1g ● 鈉：0g ● 熱量：10kcal

舞菇
15g
- 醣類 **0.2**g
- 蛋白質 **0.2**g
- 脂肪：0.1g ● 鈉：0g ● 熱量：3kcal

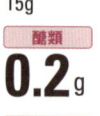

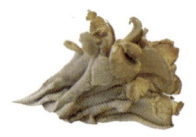

蘑菇

12g

醣類
0.1 g

蛋白質
0.2 g

● 脂肪：0g　● 鈉：0g　● 熱量：2kcal

松茸

40g

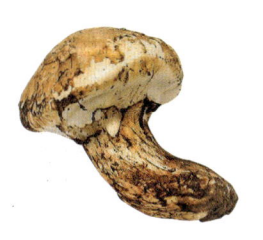

醣類
1.4 g

蛋白質
0.5 g

● 脂肪：0.2g　● 鈉：0g　● 熱量：13kcal

佃煮金針菇

17g

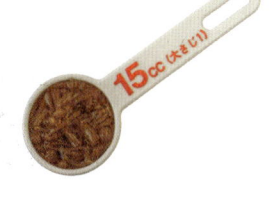

醣類
2.2 g

蛋白質
0.4 g

● 脂肪：0.1g　● 鈉：0.7g　● 熱量：13kcal

白蘿蔔沙拉

白蘿蔔200g、小黃瓜20g

醣類
6.6 g

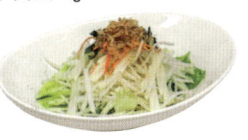

蛋白質
1 g

● 脂肪：0.3g　● 鈉：1.7g　● 熱量：38kcal

牛蒡沙拉

牛蒡50g、紅蘿蔔10g

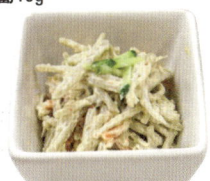

醣類
5.7 g

蛋白質
1 g

● 脂肪：5.1g　● 鈉：0.4g　● 熱量：79kcal

凱薩沙拉

萵苣15g、洋蔥10g、起司粉5g、淋醬15g

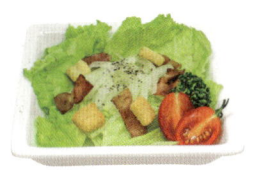

醣類
2.2 g

蛋白質
3.3 g

● 脂肪：15g　● 鈉：0.5g　● 熱量：156kcal

涼拌高麗菜沙拉

高麗菜40g、紅蘿蔔10g、小黃瓜10g

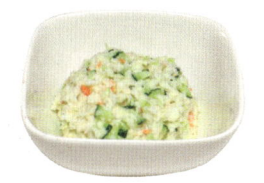

醣類
2.2 g

蛋白質
0.6 g

● 脂肪：4.6g　● 鈉：0.6g　● 熱量：53kcal

冬粉沙拉

冬粉（乾燥）10、小黃瓜10g

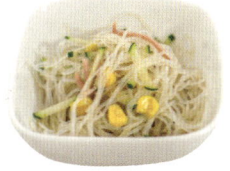

醣類
14.8 g

蛋白質
1.3 g

● 脂肪：2.4g　● 鈉：0.8g　● 熱量：89kcal

配菜　蔬菜・蔬菜料理

馬鈴薯沙拉
馬鈴薯70g、火腿10g、小黃瓜15g

醣類
7.2 g

蛋白質
3 g

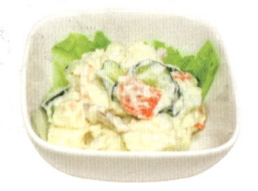

● 脂肪：11g　● 鈉：0.9g　● 熱量：153kcal

通心粉沙拉
通心粉40g、紅蘿蔔15g、小黃瓜10g

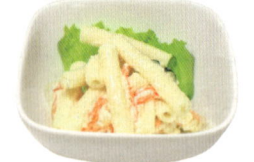

醣類
13 g

蛋白質
2.6 g

● 脂肪：9.4g　● 鈉：1.4g　● 熱量：147kcal

涼拌柴魚菠菜
菠菜70g

醣類
0.5 g

蛋白質
1.6 g

● 脂肪：0.3g　● 鈉：0.8g　● 熱量：17kcal

涼拌白芝麻豆腐茼蒿
茼蒿40g、木綿豆腐40g

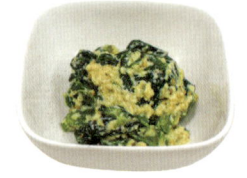

醣類
1.7 g

蛋白質
4.1 g

● 脂肪：3.7g　● 鈉：0.7g　● 熱量：60kcal

涼拌秋葵
秋葵40g、茄子20g

醣類
3.2 g

蛋白質
3.9 g

● 脂肪：5.1g　● 鈉：0.7g　● 熱量：81kcal

蒸南瓜
南瓜100g

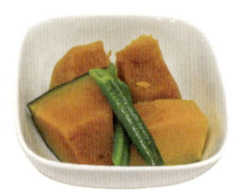

醣類
23.9 g

蛋白質
1.8 g

● 脂肪：0.3g　● 鈉：0.8g　● 熱量：115kcal

筑前煮
雞腿肉50g、筍子20g、香菇（新鮮）30g

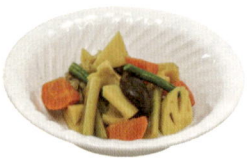

醣類
15.6 g

蛋白質
11.3 g

● 脂肪：12.2g　● 鈉：2.6g　● 熱量：231kcal

日式煮蘿蔔乾絲
蘿蔔乾6g、紅蘿蔔10g

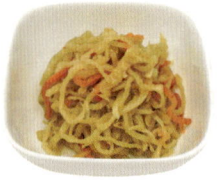

醣類
4.7 g

蛋白質
2 g

● 脂肪：1.8g　● 鈉：0.7g　● 熱量：46kcal

日式煮芋頭
芋頭100g

醣類
17.5 g

蛋白質
1.5 g

● 脂肪：0.1g　● 鈉：1.1g　● 熱量：81kcal

炒蔬菜
高麗菜60g、洋蔥20g、豆芽菜30g

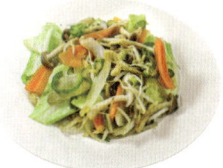

醣類
6.1 g

蛋白質
2.1 g

● 脂肪：9.2g　● 鈉：1.4g　● 熱量：121kcal

菠菜炒蛋
菠菜50g、雞蛋25g

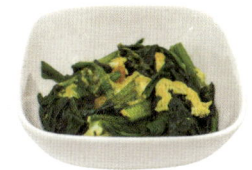

醣類
3.8 g

蛋白質
4 g

● 脂肪：2.8g　● 鈉：1.3g　● 熱量：63kcal

金平牛蒡絲
牛蒡50g、紅蘿蔔10g

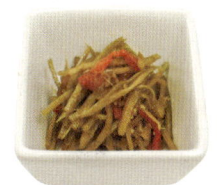

醣類
7.7 g

蛋白質
1.2 g

● 脂肪：2.4g　● 鈉：0.9g　● 熱量：70kcal

沖繩炒苦瓜
苦瓜30g、豬後腿肉20g、木綿豆腐100g

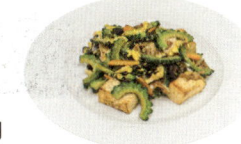

醣類
2.1 g

蛋白質
13.8 g

● 脂肪：21.1g　● 鈉：1.4g　● 熱量：259kcal

八寶菜
白菜40g、豬五花肉30g、花枝25g

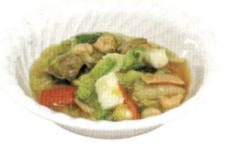

醣類
13.5 g

蛋白質
12.7 g

● 脂肪：21.9g　● 鈉：1.8g　● 熱量：314kcal

炸薯條
80g

醣類
23.4 g

蛋白質
1.8 g

● 脂肪：8.5g　● 鈉：0.4g　● 熱量：183kcal

可樂餅
馬鈴薯50g、牛豬絞肉25g

醣類
8.8 g

蛋白質
5.8 g

● 脂肪：15.3g　● 鈉：0.6g　● 熱量：204kcal

配菜　蔬菜・蔬菜料理

配菜

海藻・海藻料理
Seaweed

海帶芽（乾燥）
5g
醣類
0.5 g
蛋白質
0.5 g
● 脂肪：0.1g　● 鈉：0.8g　● 熱量：8kcal

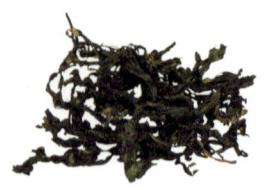

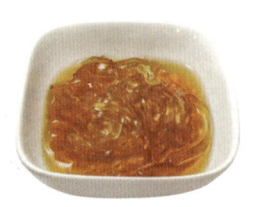

羊栖菜（乾燥）
2g
醣類
0.2 g
蛋白質
0.1 g
● 脂肪：0.1g　● 鈉：0.1g　● 熱量：4kcal

黑蜜洋菜
洋菜100g
醣類
8.1 g
蛋白質
0.2 g
● 脂肪：Tr　● 鈉：0g　● 熱量：34kcal

醋拌小黃瓜和海帶芽
小黃瓜50g、切段海帶芽0.5g
醣類
1.9 g
蛋白質
0.6 g
● 脂肪：0.1g　● 鈉：1.1g　● 熱量：13kcal

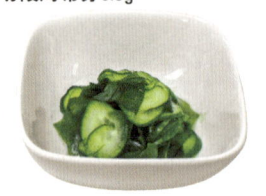

羊栖菜煮
羊栖菜（乾燥）4g、紅蘿蔔10g、蒟蒻10g
醣類
3.2 g
蛋白質
0.7 g
● 脂肪：1.2g　● 鈉：1g　● 熱量：34kcal

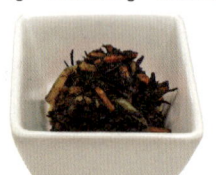

海帶芽沙拉
切段海帶芽1g、萵苣20g、番茄20g
醣類
1.9 g
蛋白質
0.6 g
● 脂肪：0.1g　● 鈉：0.3g　● 熱量：14kcal

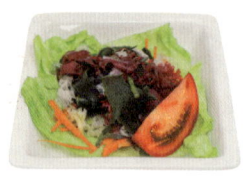

配菜 — 湯類 Soup

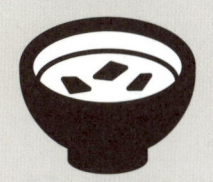

豆腐味噌湯
嫩豆腐25g

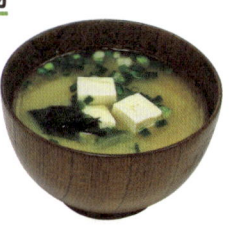

醣類 2g

蛋白質 2.6g

● 脂肪：1.6g　● 鈉：1.4g　● 熱量：34kcal

蔬菜味噌湯
白蘿蔔20g、紅蘿蔔10g、菠菜10g

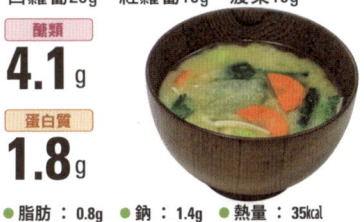

醣類 4.1g

蛋白質 1.8g

● 脂肪：0.8g　● 鈉：1.4g　● 熱量：35kcal

蛤蜊味噌湯
蛤蜊20g

醣類 1.8g

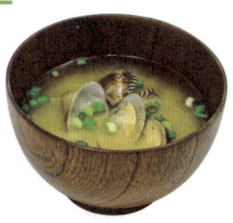

蛋白質 2.2g

● 脂肪：0.8g　● 鈉：1.8g　● 熱量：25kcal

滑菇味噌湯
滑菇10g

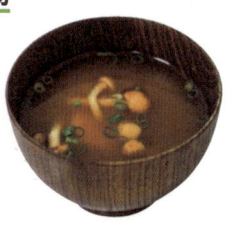

醣類 2.3g

蛋白質 1.5g

● 脂肪：0.6g　● 鈉：1.4g　● 熱量：23kcal

豬肉味噌湯
豬後腿肉20g、白蘿蔔20g、牛蒡10g

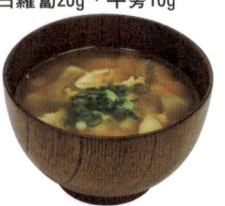

醣類 5g

蛋白質 6.4g

● 脂肪：3.6g　● 鈉：1.4g　● 熱量：84kcal

日式蛋花湯
雞蛋25g、鴨兒芹1.5g

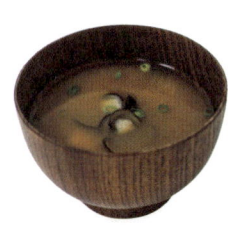

醣類 1.9g

蛋白質 3.2g

● 脂肪：2.6g　● 鈉：1.1g　● 熱量：45kcal

蜆味噌湯
蜆3g

醣類 1.9g

蛋白質 1.4g

● 脂肪：0.8g　● 鈉：1.4g　● 熱量：21kcal

配菜　海藻・海藻料理・湯類

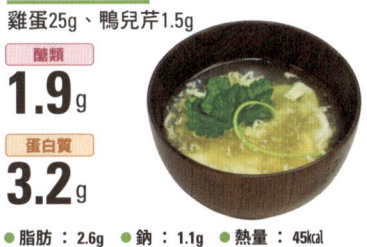

玉米濃湯
奶油玉米（罐裝）50g、牛奶150g

醣類
16g

蛋白質
5.3g

● 脂肪：6g　● 鈉：1.4g　● 熱量：135kcal

南瓜濃湯
南瓜50g、牛奶55g

醣類
13g

蛋白質
2.9g

● 脂肪：9.1g　● 鈉：0.6g　● 熱量：142kcal

蔬菜濃湯
整顆番茄（罐裝）60g、馬鈴薯20g、紅蘿蔔20g

醣類
13.2g

蛋白質
3g

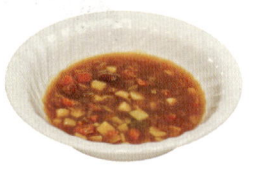

● 脂肪：3.9g　● 鈉：1.4g　● 熱量：107kcal

蛤蜊巧達湯
蛤蜊30g、馬鈴薯35g、牛奶75g

醣類
11.6g

蛋白質
5.8g

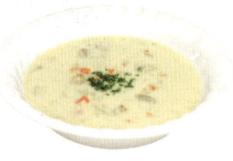

● 脂肪：11.6g　● 鈉：2.1g　● 熱量：179kcal

餛飩湯
餃子皮25g、豬絞肉25g、青江菜20g

醣類
14.5g

蛋白質
7.4g

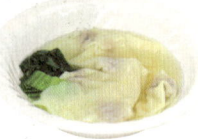

● 脂肪：6.2g　● 鈉：1.8g　● 熱量：144kcal

海帶芽湯
切段海帶芽0.3g

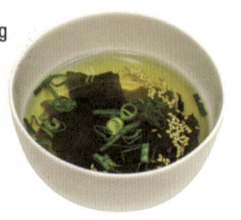

醣類
0.1g

蛋白質
1.2g

● 脂肪：0.2g　● 鈉：1g　● 熱量：8kcal

PART 3

主食

飯	P.100
麵包	P.104
麵	P.108
其他主食	P.115

主食

飯

Rice

白飯
150g
- 醣類 **53.3**g
- 蛋白質 **3**g
- 脂肪：0.5g　鈉：0g　熱量：234kcal

白飯（小碗）
110g
- 醣類 **39.2**g
- 蛋白質 **2.2**g
- 脂肪：0.3g　鈉：0g　熱量：172kcal

白飯（大碗）
200g
- 醣類 **71.2**g
- 蛋白質 **4**g
- 脂肪：0.6g　鈉：0g　熱量：312kcal

玄米飯
150g
- 醣類 **51.3**g
- 蛋白質 **3.6**g
- 脂肪：1.5g　鈉：0g　熱量：228kcal

五穀米飯
白飯125g、五穀米12g
- 醣類 **52.1**g
- 蛋白質 **4.2**g
- 脂肪：1g　鈉：0g　熱量：237kcal

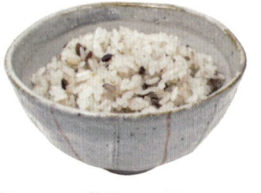

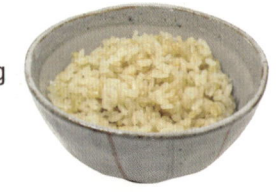

十穀米飯
白飯105g、玄米2g、五穀米12g
- 醣類 **49.2**g
- 蛋白質 **4**g
- 脂肪：1g　鈉：0g　熱量：226kcal

胚芽米飯
150g
- 醣類 **53.4**g
- 蛋白質 **4**g
- 脂肪：0.9g　鈉：0g　熱量：239kcal

炊飯
白飯115g、雞腿肉15g、紅蘿蔔10g

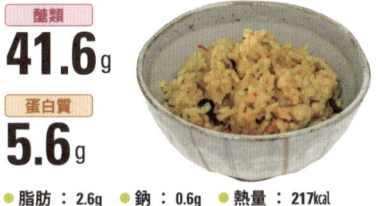

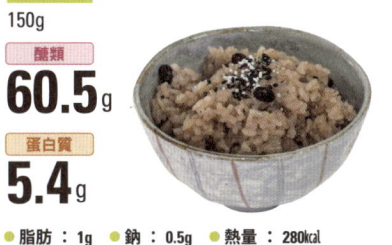

醣類
41.6g

蛋白質
5.6g

● 脂肪：2.6g　● 鈉：0.6g　● 熱量：217kcal

紅豆飯
150g

醣類
60.5g

蛋白質
5.4g

● 脂肪：1g　● 鈉：0.5g　● 熱量：280kcal

中華油飯
白飯115g、豬後腿肉20g

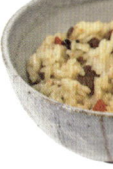

醣類
43.6g

蛋白質
6.9g

● 脂肪：3.5g　● 鈉：0.7g　● 熱量：245kcal

白粥
150g

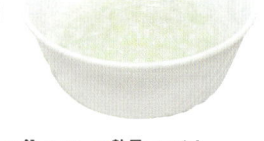

醣類
23.5g

蛋白質
1.4g

● 脂肪：0.1g　● 鈉：0g　● 熱量：98kcal

雜炊
白飯100g、雞腿肉15g、雞蛋35g

醣類
40.4g

蛋白質
9.3g

● 脂肪：6.1g　● 鈉：1.7g　● 熱量：262kcal

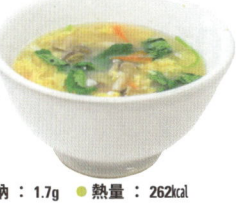

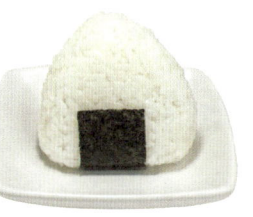

海苔茶泡飯
白飯160g、烤海苔0.1g

醣類
60.6g

蛋白質
3.8g

● 脂肪：0.6g　● 鈉：2.3g　● 熱量：269kcal

飯糰
100g

醣類
35.6g

蛋白質
2.2g

● 脂肪：0.3g　● 鈉：0.2g　● 熱量：157kcal

豆皮壽司
壽司飯30g、油豆腐15g

醣類
14.2g

蛋白質
4.3g

● 脂肪：5.5g　● 鈉：0.4g　● 熱量：122kcal

主食 飯

親子丼
白飯250g、雞腿肉60g、雞蛋50g

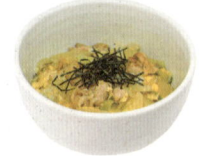

醣類 104.6g

蛋白質 22.5g

● 脂肪：14.4g　● 鈉：3g　● 熱量：655kcal

豬排丼
白飯250g、豬里肌80g、雞蛋50g

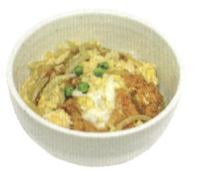

醣類 112.4g

蛋白質 28.6g

● 脂肪：33.2g　● 鈉：3.6g　● 熱量：907kcal

牛丼
白飯250g、牛肩胛肉70g、洋蔥50g

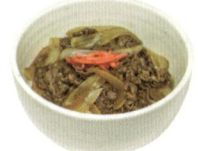

醣類 107.2g

蛋白質 16.5g

● 脂肪：21.7g　● 鈉：3.8g　● 熱量：722kcal

豬丼
白飯250g、豬五花70g、洋蔥30g

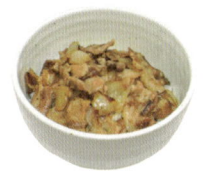

醣類 96.7g

蛋白質 14.7g

● 脂肪：28.1g　● 鈉：1.3g　● 熱量：710kcal

天丼
白飯250g、蝦子40g、茄子200g

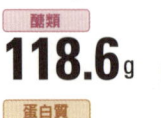

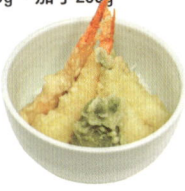

醣類 118.6g

蛋白質 18.4g

● 脂肪：17.5g　● 鈉：3.8g　● 熱量：725kcal

中華丼
白飯250g、白菜60g、花枝25g

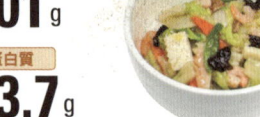

醣類 101g

蛋白質 13.7g

● 脂肪：18.2g　● 鈉：1.4g　● 熱量：639kcal

海鮮丼
白飯250g、紅甘鰺40g、花枝20g、甜蝦15g

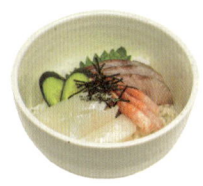

醣類 95g

蛋白質 17.8g

● 脂肪：2.8g　● 鈉：1.6g　● 熱量：495kcal

蔥花生鮪魚泥丼
白飯250g、鮪魚80g

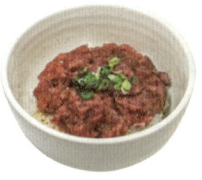

醣類 95.1g

蛋白質 23.1g

● 脂肪：2.6g　● 鈉：1.4g　● 熱量：510kcal

牛肉咖哩
白飯230g、牛肩胛肉60g、洋蔥60g

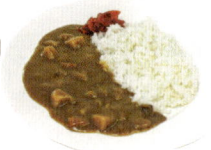

醣類
101.3g

蛋白質
15.3g

● 脂肪：26.7g　● 鈉：2.7g　● 熱量：722kcal

豬肉咖哩
白飯230g、豬後腿肉60g、洋蔥60g

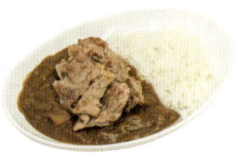

醣類
98.4g

蛋白質
16.9g

● 脂肪：17.1g　● 鈉：2.2g　● 熱量：635kcal

雞肉咖哩
白飯230g、雞翅60g、洋蔥60g

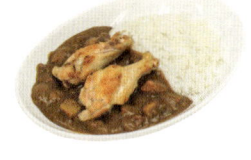

醣類
98.3g

蛋白質
16.7g

● 脂肪：18.4g　● 鈉：2.3g　● 熱量：635kcal

乾咖哩
白飯230g、豬絞肉40g、高麗菜55g

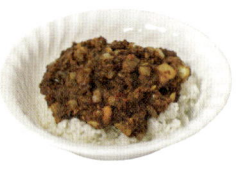

醣類
90.4g

蛋白質
12.3g

● 脂肪：12g　● 鈉：1.4g　● 熱量：522kcal

牛肉燴飯
白飯230g、牛里肌60g、洋蔥60g

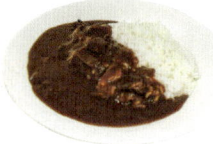

醣類
95.1g

蛋白質
14.6g

● 脂肪：24.4g　● 鈉：2.3g　● 熱量：668kcal

蛋包飯
白飯200g、雞腿肉30g、雞蛋75g

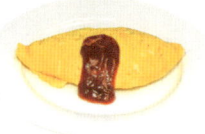

醣類
84.9g

蛋白質
18.4g

● 脂肪：25.6g　● 鈉：3.1g　● 熱量：648kcal

炒飯
白飯200g、雞蛋30g、叉燒肉30g

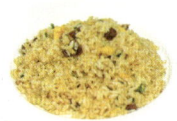

醣類
74.2g

蛋白質
13.1g

● 脂肪：19.2g　● 鈉：3.1g　● 熱量：533kcal

白醬焗烤蝦仁
白飯200g、蝦子20g、起司10g

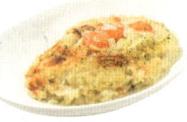

醣類
82g

蛋白質
23.8g

● 脂肪：22.6g　● 鈉：2.1g　● 熱量：627kcal

主食　飯

主食 麵包

Bread

吐司 分切6片
吐司60g

醣類 25.3 g

蛋白質 4.4 g

● 脂肪：2.5g ● 鈉：0.7g ● 熱量：149kcal

法國吐司
吐司60g、雞蛋25g、楓糖漿20g

醣類 46.5 g

蛋白質 9.4 g

● 脂肪：14.2g ● 鈉：1g ● 熱量：354kcal

披薩吐司
吐司60g、番茄醬20g、起司20g

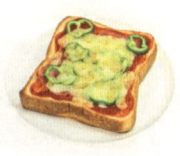

醣類 28.7 g

蛋白質 10 g

● 脂肪：11.1g ● 鈉：1.5g ● 熱量：262kcal

POINT　吐司的醣類含量因分切片數而迥然不同！

吐司分切4片和分切8片的含醣量竟然相差20倍！
只要稍微改變吐司切片數量，就能輕鬆減醣。

吐司 分切4片
（吐司90g）

醣類 38 g

蛋白質	脂肪
6.7g	3.7g
鈉	熱量
1.1g	223kcal

吐司 分切5片
（食パン70g）

醣類 29.6 g

蛋白質	脂肪
5.2g	2.9g
鈉	熱量
0.8g	174kcal

吐司 分切8片
（食パン45g）

醣類 19 g

蛋白質	脂肪
3.3g	1.8g
鈉	熱量
0.5g	112kcal

吐司分切成6片，比較1片的含醣量……

+12.7 g　　+4.3 g　　−6.3 g

FATTY LIVER

豬排三明治
吐司40g、豬里肌45g、高麗菜20g

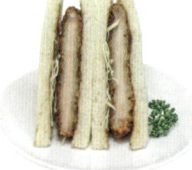

醣類
24.4 g

蛋白質
12.1 g

● 脂肪：18.4g　● 鈉：1.6g　● 熱量：320kcal

法國長棍麵包
40g

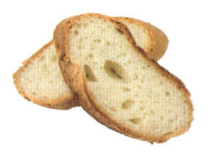

醣類
21.9 g

蛋白質
3.4 g

● 脂肪：0.5g　● 鈉：0.6g　● 熱量：116kcal

大亨堡麵包
90g

醣類
42.4 g

蛋白質
6.6 g

● 脂肪：3.4g　● 鈉：1.2g　● 熱量：233kcal

熱狗麵包
大亨堡麵包60g、萵苣10g、熱狗35g

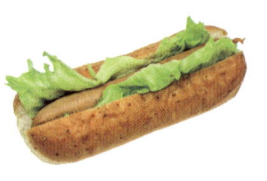

醣類
29.6 g

蛋白質
8.1 g

● 脂肪：13.6g　● 鈉：1.4g　● 熱量：273kcal

黑麥麵包
70g

醣類
33 g

蛋白質
4.7 g

● 脂肪：1.5g　● 鈉：0.8g　● 熱量：176kcal

圓麵包
30g

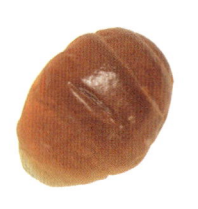

醣類
14 g

蛋白質
2.5 g

● 脂肪：2.7g　● 鈉：0.4g　● 熱量：93kcal

葡萄乾麵包
30g

醣類
14.6 g

蛋白質
2.2 g

● 脂肪：1.1g　● 鈉：0.3g　● 熱量：79kcal

可頌
45g

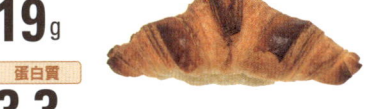

醣類
19 g

蛋白質
3.3 g

● 脂肪：12.1g　● 鈉：0.5g　● 熱量：197kcal

主食　麵包

英式馬芬
65g

醣類
25.7g

蛋白質
4.8g

- 脂肪：2.3g ● 鈉：0.8g ● 熱量：146kcal

貝果
90g

醣類
46.8g

蛋白質
7.4g

- 脂肪：1.8g ● 鈉：1.1g ● 熱量：243kcal

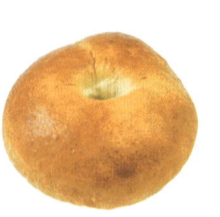

核桃麵包
55g

醣類
21.7g

蛋白質
4.6g

- 脂肪：8.6g ● 鈉：0.6g ● 熱量：188kcal

饢餅
90g

醣類
41g

蛋白質
8.4g

- 脂肪：3.1g ● 鈉：1.2g ● 熱量：231kcal

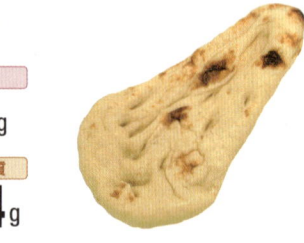

披薩
披薩麵團120g、番茄醬25g、起司40g

醣類
61.6g

蛋白質
21.7g

- 脂肪：18g ● 鈉：3g ● 熱量：500kcal

紅豆餡麵包
100g

醣類
51g

蛋白質
5.8g

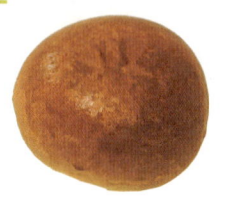

- 脂肪：3.6g ● 鈉：0.3g ● 熱量：267kcal

克林姆麵包
80g

醣類
37.6g

蛋白質
5.4g

- 脂肪：5.9g ● 鈉：0.3g ● 熱量：229kcal

果醬麵包
90g

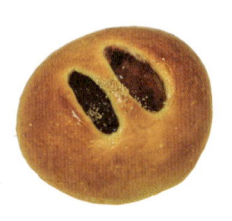

醣類
50.9g

蛋白質
4g

- 脂肪：3.5g ● 鈉：0.3g ● 熱量：257kcal

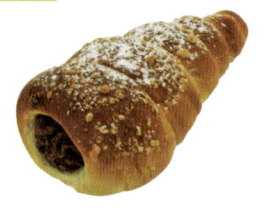

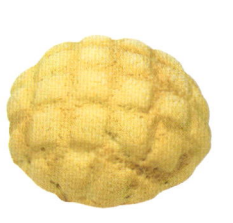

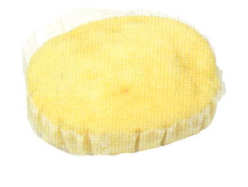

巧克力雷仔捲
85g
- 醣類 **36.8**g
- 蛋白質 **4.2**g
- 脂肪：13g　鈉：0.3g　熱量：272kcal

菠蘿麵包
100g
- 醣類 **58.2**g
- 蛋白質 **6.7**g
- 脂肪：10.5g　鈉：0.5g　熱量：349kcal

炸麵包
100g
- 醣類 **41.7**g
- 蛋白質 **7.5**g
- 脂肪：18.7g　鈉：1.1g　熱量：369kcal

蒸蛋糕
90g
- 醣類 **57.1**g
- 蛋白質 **5.1**g
- 脂肪：6.2g　鈉：0.6g　熱量：310kcal

常用的代表性 調味料③ DATA

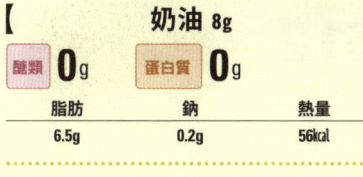

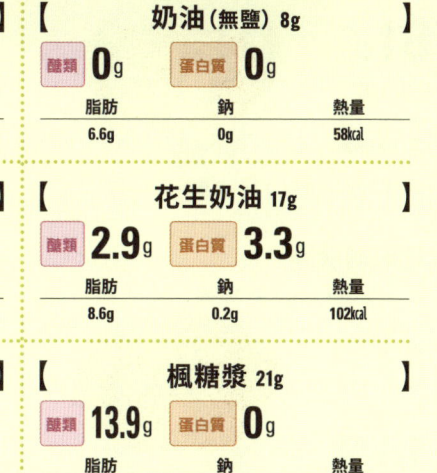

【 奶油 8g 】
- 醣類 0g　蛋白質 0g
- 脂肪 6.5g　鈉 0.2g　熱量 56kcal

【 奶油（無鹽） 8g 】
- 醣類 0g　蛋白質 0g
- 脂肪 6.6g　鈉 0g　熱量 58kcal

【 人造奶油 12g 】
- 醣類 0.1g　蛋白質 0g
- 脂肪 10g　鈉 0.2g　熱量 86kcal

【 花生奶油 17g 】
- 醣類 2.9g　蛋白質 3.3g
- 脂肪 8.6g　鈉 0.2g　熱量 102kcal

【 蜂蜜 21g 】
- 醣類 17.2g　蛋白質 0g
- 脂肪 Tr　鈉 0g　熱量 69kcal

【 楓糖漿 21g 】
- 醣類 13.9g　蛋白質 0g
- 脂肪 0g　鈉 0g　熱量 56kcal

主食 麵包

主食 麵 / Noodles

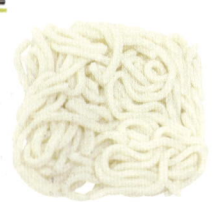

水煮烏龍麵
250g
- 醣類 **50.7**g
- 蛋白質 **5.8**g
- 脂肪：1g　鈉：0.8g　熱量：238kcal

烏龍冷麵
水煮烏龍麵250g、昆布麵汁60g
- 醣類 **56.1**g
- 蛋白質 **7.1**g
- 脂肪：1g　鈉：2.7g　熱量：265kcal

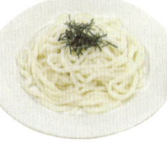

烏龍湯麵
水煮烏龍麵250g、魚板10g
- 醣類 **57.7**g
- 蛋白質 **8.4**g
- 脂肪：1.1g　鈉：3.4g　熱量：286kcal

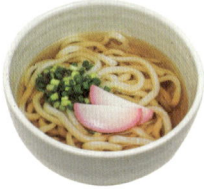

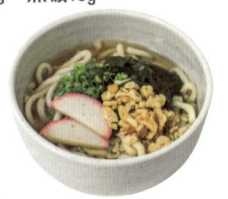

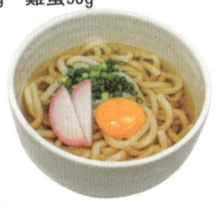

豆皮烏龍麵
水煮烏龍麵250g、油豆腐20g
- 醣類 **61**g
- 蛋白質 **13.3**g
- 脂肪：8g　鈉：4.1g　熱量：376kcal

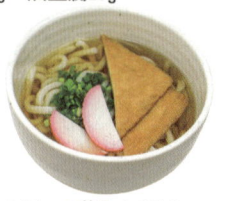

麵衣烏龍麵
水煮烏龍麵250g、魚板10g
- 醣類 **61.2**g
- 蛋白質 **9.4**g
- 脂肪：9.3g　鈉：3.8g　熱量：377kcal

月見烏龍麵
水煮烏龍麵250g、雞蛋50g
- 醣類 **57**g
- 蛋白質 **14.2**g
- 脂肪：6.2g　鈉：3.9g　熱量：353kcal

牛肉烏龍麵
水煮烏龍麵250g、牛五花50g
- 醣類 **61.6**g
- 蛋白質 **14.4**g
- 脂肪：20.8g　鈉：4.5g　熱量：497kcal

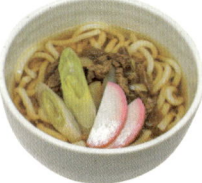

天婦羅烏龍麵
水煮烏龍麵250g、蝦子20g

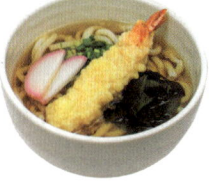

醣類 **59.3**g

蛋白質 **12**g

● 脂肪：3.8g ● 鈉：3.9g ● 熱量：333kcal

山藥烏龍麵
水煮烏龍麵250g、山藥30g

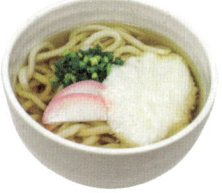

醣類 **60.7**g

蛋白質 **9**g

● 脂肪：1.2g ● 鈉：3.7g ● 熱量：301kcal

咖哩烏龍麵
水煮烏龍麵250g、豬後腿肉40g、馬鈴薯30g

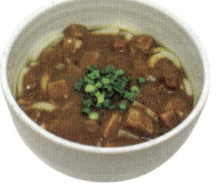

醣類 **72.8**g

蛋白質 **16**g

● 脂肪：6.1g ● 鈉：4.8g ● 熱量：447kcal

炒烏龍麵
水煮烏龍麵250g、豬五花30g、高麗菜20g

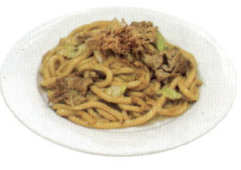

醣類 **53.7**g

蛋白質 **10.9**g

● 脂肪：27.7g ● 鈉：3.5g ● 熱量：514kcal

蕎麥乾麵（水煮）
260g

醣類 **53.6**g

蛋白質 **10.1**g

● 脂肪：1.8g ● 鈉：0.3g ● 熱量：294kcal

蕎麥冷麵
水煮蕎麥麵230g、昆布麵汁43g

醣類 **57**g

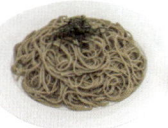

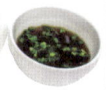

蛋白質 **9.9**g

● 脂肪：2.3g ● 鈉：1.4g ● 熱量：319kcal

蕎麥湯麵
水煮蕎麥麵230、魚板10g

醣類 **60.1**g

蛋白質 **11.6**g

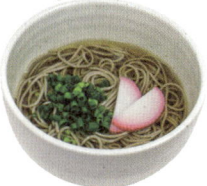

● 脂肪：2.4g ● 鈉：2.7g ● 熱量：348kcal

豆皮蕎麥麵
水煮蕎麥麵230g、油豆腐40g

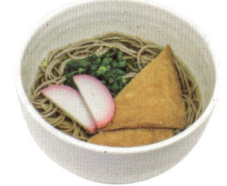

醣類 **63.4**g

蛋白質 **17.1**g

● 脂肪：8.2g ● 鈉：3.3g ● 熱量：431kcal

主食 麵

麵衣蕎麥麵
水煮蕎麥麵230g、魚板10g

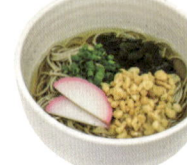

醣類
62.8 g

蛋白質
12.5 g

● 脂肪 ： 9g　● 鈉 ： 3.1g　● 熱量 ： 420kcal

月見蕎麥麵
水煮蕎麥麵230g、雞蛋50g

醣類
59.4 g

蛋白質
17.4 g

● 脂肪 ： 7.5g　● 鈉 ： 3.1g　● 熱量 ： 415kcal

天婦羅蕎麥麵
水煮蕎麥麵230g、蝦子20g

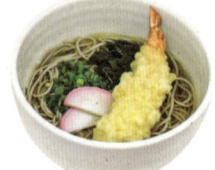

醣類
62.5 g

蛋白質
15.8 g

● 脂肪 ： 6.4g　● 鈉 ： 3.1g　● 熱量 ： 412kcal

山藥蕎麥麵
水煮蕎麥麵230g、山藥30g

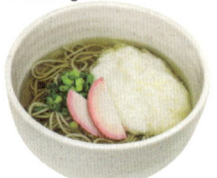

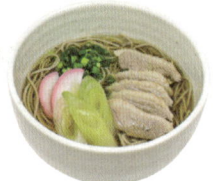

醣類
63.1 g

蛋白質
12.2 g

● 脂肪 ： 2.5g　● 鈉 ： 2.9g　● 熱量 ： 363kcal

南蠻鴨肉蕎麥麵
水煮蕎麥麵230g、家鴨50g

醣類
61.1 g

蛋白質
18.2 g

● 脂肪 ： 16.9g　● 鈉 ： 3g　● 熱量 ： 506kcal

日式素麵
水煮素麵200g、昆布麵汁70g

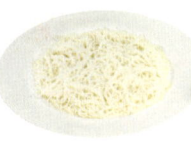

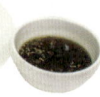

醣類
56 g

蛋白質
8.1 g

● 脂肪 ： 1g　● 鈉 ： 2.7g　● 熱量 ： 261kcal

湯素麵
水煮素麵150g、魚板15g

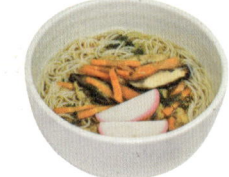

醣類
44.8 g

蛋白質
11 g

● 脂肪 ： 4.3g　● 鈉 ： 3.4g　● 熱量 ： 266kcal

中華麵（生麵）
100g

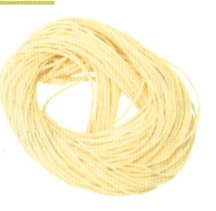

醣類
50.3 g

蛋白質
8.5 g

● 脂肪 ： 1.2g　● 鈉 ： 1g　● 熱量 ： 249kcal

中華麵（乾麵）
75g

醣類
48.1 g

蛋白質
8.6 g

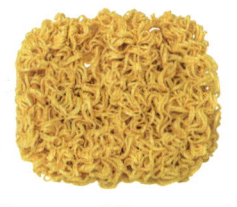

● 脂肪：1.2g　● 鈉：0.8g　● 熱量：253kcal

中華麵（水煮）
190g

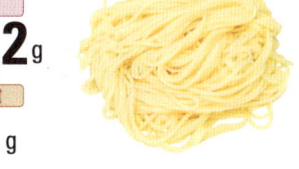

醣類
50.2 g

蛋白質
9.1 g

● 脂肪：1.1g　● 鈉：0.4g　● 熱量：253kcal

醬油拉麵
水煮中華麵230g、叉燒豬肉20g、筍乾20g

醣類
65 g

蛋白質
19.4 g

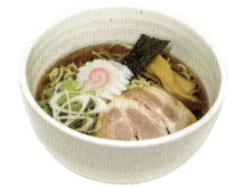

● 脂肪：7.2g　● 鈉：5.4g　● 熱量：417kcal

鹽味拉麵
水煮中華麵230g、叉燒豬肉30g、雞蛋25g

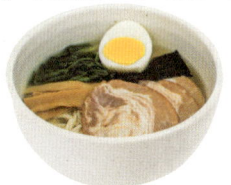

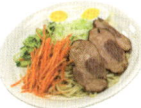

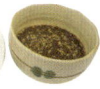

醣類
62.8 g

蛋白質
22.4 g

● 脂肪：10.6g　● 鈉：5.4g　● 熱量：447kcal

豚骨拉麵
水煮中華麵230g、叉燒豬肉20g、豆芽菜20g

醣類
68 g

蛋白質
18.5 g

● 脂肪：11.1g　● 鈉：6g　● 熱量：464kcal

味噌拉麵
水煮中華麵230g、叉燒豬肉20g、豆芽菜20g

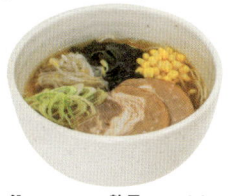

醣類
70.3 g

蛋白質
20.7 g

● 脂肪：9.1g　● 鈉：5.9g　● 熱量：465kcal

沾麵
水煮中華麵230g、叉燒豬肉30g、雞蛋50g

醣類
65.1 g

蛋白質
22.3 g

● 脂肪：9.1g　● 鈉：1.9g　● 熱量：440kcal

擔擔麵
水煮中華麵230g、豬絞肉40g、菠菜30g

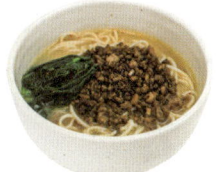

醣類
67.5 g

蛋白質
24.2 g

● 脂肪：28g　● 鈉：4.2g　● 熱量：638kcal

主食　麵

韓式冷麵
麵165g、牛五花40g、韓式泡菜30g

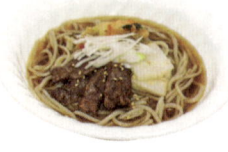

醣類 40.8g

蛋白質 7g

● 脂肪：18.5g　● 鈉：4.2g　● 熱量：358kcal

日式炒麵
蒸煮中華麵150g、豬里肌30g、高麗菜50g

醣類 59.6g

蛋白質 13.5g

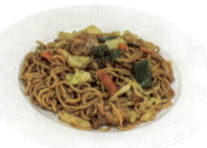

● 脂肪：22.5g　● 鈉：3.1g　● 熱量：496kcal

鹽味日式炒麵
蒸煮中華麵150g、豬五花30g、高麗菜50g

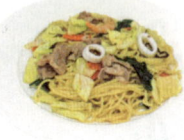

醣類 52.3g

蛋白質 16.9g

● 脂肪：29.9g　● 鈉：2.2g　● 熱量：547kcal

日式海鮮炒麵
蒸煮中華麵150g、花枝20g、蝦子10g

醣類 60.5g

蛋白質 13.5g

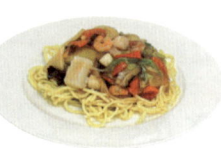

● 脂肪：18.2g　● 鈉：1.9g　● 熱量：468kcal

日式湯麵
水煮中華麵230g、高麗菜50g、豆芽菜75g

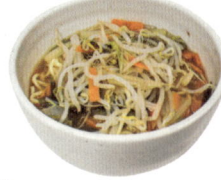

醣類 71.3g

蛋白質 15g

● 脂肪：1.8g　● 鈉：3.2g　● 熱量：386kcal

日式什錦麵
水煮中華麵230g、豬後腿肉25g、高麗菜30g

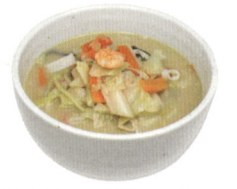

醣類 65.6g

蛋白質 24.6g

● 脂肪：16.4g　● 鈉：6.2g　● 熱量：536kcal

義大利麵（水煮）
220g

醣類 64.2g

蛋白質 11.7g

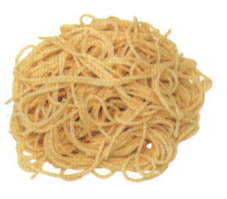

● 脂肪：2g　● 鈉：2.6g　● 熱量：330kcal

茄汁義大利麵
水煮義大利麵220g、整顆番茄罐100g、洋蔥25g

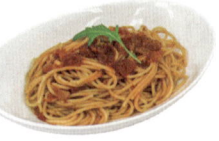

醣類 69.6g

蛋白質 12.8g

● 脂肪：8.2g　● 鈉：3.6g　● 熱量：416kcal

肉醬義大利麵
水煮義大利麵220g、牛絞肉50g、整顆番茄罐200g

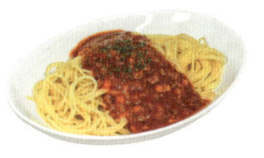

醣類
74.7 g

蛋白質
21.2 g

● 脂肪：23.1g　● 鈉：4.6g　● 熱量：647kcal

拿坡里義大利麵
水煮義大利麵220g、洋蔥30g、小熱狗30g

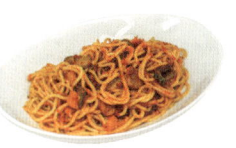

醣類
75.3 g

蛋白質
15.7 g

● 脂肪：24.7g　● 鈉：5.3g　● 熱量：591kcal

和風蕈菇義大利麵
水煮義大利麵220g、鴻喜菇30g、金針菇25g

醣類
67.2 g

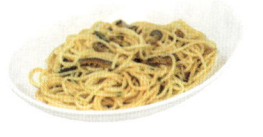

蛋白質
13.7 g

● 脂肪：20g　● 鈉：4.5g　● 熱量：521kcal

培根蛋醬義大利麵
水煮義大利麵220g、培根30g、起司12.5g

醣類
66.6 g

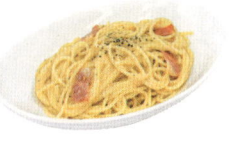

蛋白質
22.4 g

● 脂肪：42g　● 鈉：4.4g　● 熱量：732kcal

和風鱈魚子義大利麵
水煮義大利麵220g、鱈魚子80g

醣類
66.1 g

蛋白質
29.2 g

● 脂肪：16.6g　● 鈉：7.7g　● 熱量：554kcal

明太子奶油義大利麵
水煮義大利麵220g、明太子40g

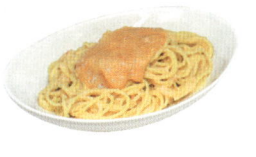

醣類
71.1 g

蛋白質
21.9 g

● 脂肪：33.6g　● 鈉：5.5g　● 熱量：668kcal

羅勒醬汁義大利麵
水煮義大利麵220g、花枝25g、羅勒10g

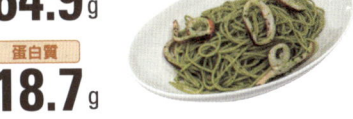

醣類
64.9 g

蛋白質
18.7 g

● 脂肪：26.5g　● 鈉：3.3g　● 熱量：586kcal

蒜香辣椒義大利麵
水煮義大利麵220g

醣類
64.8 g

蛋白質
11.8 g

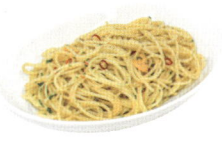

● 脂肪：12g　● 鈉：3.6g　● 熱量：423kcal

主食　麵

焗烤通心粉
通心粉75g、牛奶100g、起司20g

醣類 32.9 g
蛋白質 15.8 g

● 脂肪：17.7g　● 鈉：3g　● 熱量：352kcal

中華麵泡麵（油炸麵條）
90g

醣類 53.1 g
蛋白質 9.1 g

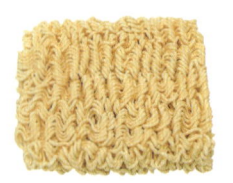

● 脂肪：17.2g　● 鈉：5g　● 熱量：395kcal

中華麵泡麵（非油炸麵條）
100g

醣類 64.8 g
蛋白質 10.3 g

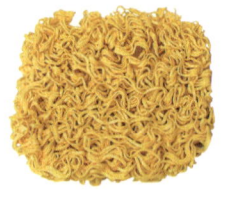

● 脂肪：5.2g　● 鈉：6.9g　● 熱量：336kcal

杯麵
80g

醣類 38.8 g
蛋白質 6.6 g

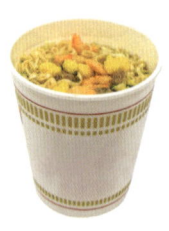

● 脂肪：15.3g　● 鈉：5g　● 熱量：334kcal

烏龍碗麵
95g

醣類 47.6 g
蛋白質 9.1 g

● 脂肪：18.8g　● 鈉：6.4g　● 熱量：415kcal

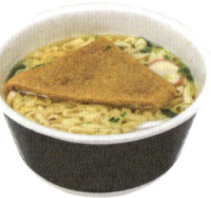

炒麵碗麵
120g

醣類 62.2 g
蛋白質 8.3 g

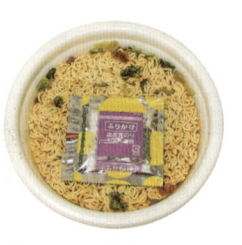

● 脂肪：22.3g　● 鈉：4.6g　● 熱量：502kcal

主食
其他主食
Other staple food

年糕
50g
- 醣類 **25.1**g
- 蛋白質 **1.8**g
- 脂肪：0.3g ● 鈉：0g ● 熱量：112kcal

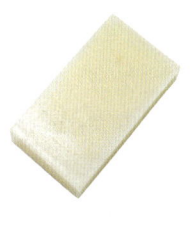

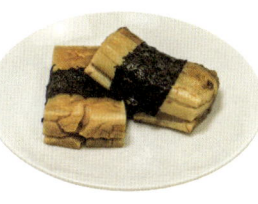

磯邊燒年糕
年糕100g
- 醣類 **51.3**g
- 蛋白質 **4.5**g
- 脂肪：0.6g ● 鈉：1.7g ● 熱量：234kcal

炒米粉
米粉40g、豬五花50g、竹筍20g
- 醣類 **33.5**g
- 蛋白質 **10.2**g
- 脂肪：30.2g ● 鈉：2.3g ● 熱量：453kcal

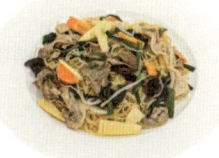

大阪燒（肉）
小麥麵粉60g、豬五花60g、高麗菜100g
- 醣類 **52.7**g
- 蛋白質 **22.3**g
- 脂肪：28.9g ● 鈉：3.5g ● 熱量：566kcal

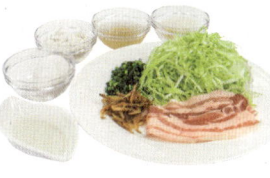

廣島燒
小麥麵粉30g、蒸煮中華麵75g、豬五花50g
- 醣類 **59.7**g
- 蛋白質 **14.6**g
- 脂肪：26.7g ● 鈉：3.2g ● 熱量：538kcal

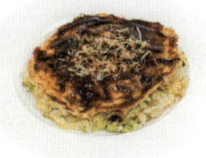

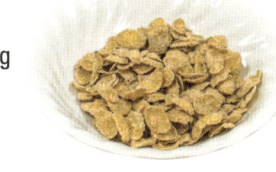

穀物麥片（水果口味）
51g
- 醣類 **31.4**g
- 蛋白質 **3.5**g
- 脂肪：7.5g ● 鈉：0g ● 熱量：210kcal

玉米脆片
30g
- 醣類 **24.4**g
- 蛋白質 **2**g
- 脂肪：0.5g ● 鈉：0.6g ● 熱量：114kcal

主食　其他主食

完全不攝取醣類也是大NG！
均衡攝取營養素最重要

犒賞自己的甜食、想吃點甜的東西、白米飯好好吃……醣類總是充滿各種誘惑。但是，刻意壓抑自己「絕對不可以攝取醣類」，這樣的想法是不正確的。凡事都不能過猶不及。完全不攝取醣類並非好事，只需要適度減醣，並且藉由攝取蛋白質和其他營養素來加以補足。均勻攝取營養素是非常重要的。

■ 五大營養素的功用

食物所含的營養素中，最重要的是大家耳熟能詳的「五大營養素」。5種營養素在身體構成與維持上各自占有一席重要地位。

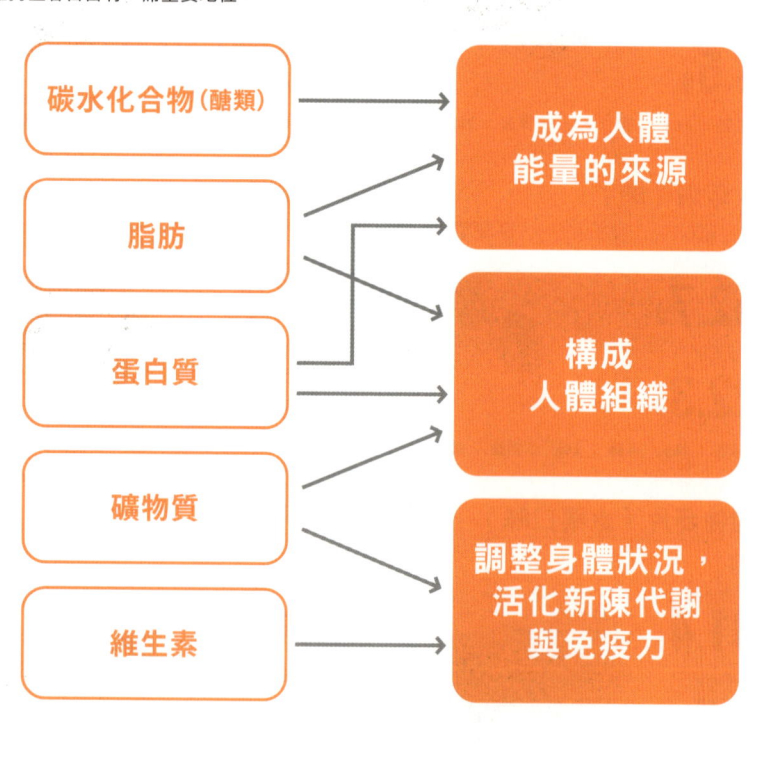

碳水化合物（醣類）	成為人體能量的來源
脂肪	成為人體能量的來源
蛋白質	成為人體能量的來源 / 構成人體組織
礦物質	構成人體組織 / 調整身體狀況，活化新陳代謝與免疫力
維生素	調整身體狀況，活化新陳代謝與免疫力

PART 4

其他
食品・飲料

牛乳・乳製品	P.118	罐頭	P.133
水果	P.122	非酒精飲料	P.136
種子堅果	P.125	酒類	P.138
甜點	P.126		

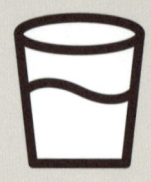

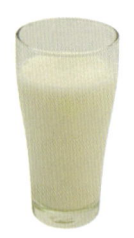

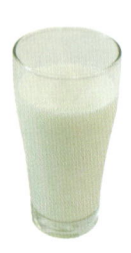

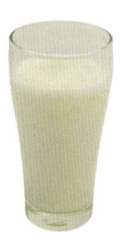

其他食品・飲料
牛乳・乳製品
Milk

生乳
200g
- 醣類 9.4g
- 蛋白質 5.6g
- 脂肪：7.4g　鈉：0.2g　熱量：126kcal

牛乳
200g
- 醣類 9.6g
- 蛋白質 6g
- 脂肪：7.6g　鈉：0.2g　熱量：122kcal

調味乳（濃）
200g
- 醣類 10.6g
- 蛋白質 6g
- 脂肪：8.4g　鈉：0.2g　熱量：140kcal

低脂牛乳
200g
- 醣類 11g
- 蛋白質 6.8g
- 脂肪：2g　鈉：0.4g　熱量：84kcal

脫脂牛乳
200g
- 醣類 9.6g
- 蛋白質 6.2g
- 脂肪：0.2g　鈉：0.2g　熱量：62kcal

咖啡牛乳
200g
- 醣類 14.4g
- 蛋白質 3.8g
- 脂肪：4g　鈉：0.2g　熱量：112kcal

水果牛乳
200g
- 醣類 19.8g
- 蛋白質 2.4g
- 脂肪：0.4g　鈉：0.2g　熱量：92kcal

優格（加糖）
100g
- 醣類: **11.9**g
- 蛋白質: **4**g
- 脂肪: 0.2g ・ 鈉: 0.2g ・ 熱量: 65kcal

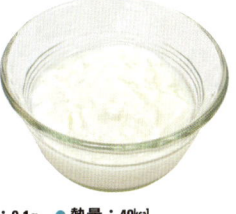

優格（無糖）
100g
- 醣類: **4.9**g
- 蛋白質: **3.3**g
- 脂肪: 3g ・ 鈉: 0.1g ・ 熱量: 56kcal

低脂優格（無糖）
100g
- 醣類: **5.2**g
- 蛋白質: **3.4**g
- 脂肪: 1g ・ 鈉: 0.1g ・ 熱量: 40kcal

無脂優格（無糖）
100g
- 醣類: **5.7**g
- 蛋白質: **3.8**g
- 脂肪: 0.3g ・ 鈉: 0.1g ・ 熱量: 37kcal

優酪乳
150g
- 醣類: **18.3**g
- 蛋白質: **3.9**g
- 脂肪: 0.8g ・ 鈉: 0.1g ・ 熱量: 96kcal

乳酸菌飲料
150g
- 醣類: **24.6**g
- 蛋白質: **1.4**g
- 脂肪: 0.1g ・ 鈉: 0g ・ 熱量: 96kcal

加工起司
25g
- 醣類: **0.3**g
- 蛋白質: **5.4**g
- 脂肪: 6.5g ・ 鈉: 0.7g ・ 熱量: 78kcal

康門貝爾起司
17g
- 醣類: **0.2**g
- 蛋白質: **3**g
- 脂肪: 4.2g ・ 鈉: 0.3g ・ 熱量: 49kcal

其他食品・飲料　牛乳・乳製品

奶油起司
15g

醣類
0.3 g

蛋白質
1.1 g

● 脂肪：5g ● 鈉：0.1g ● 熱量：47kcal

切達起司
15g

醣類
0.2 g

蛋白質
3.6 g

● 脂肪：5.1g ● 鈉：0.3g ● 熱量：59kcal

帕馬森起司
2g

醣類
0 g

蛋白質
0.8 g

● 脂肪：0.6g ● 鈉：0.1g ● 熱量：9kcal

藍黴起司
20g

醣類
0.2 g

蛋白質
3.5 g

● 脂肪：5.8g ● 鈉：0.8g ● 熱量：65kcal

艾登起司
100g

醣類
1.4 g

蛋白質
29.4 g

● 脂肪：25g ● 鈉：2g ● 熱量：321kcal

艾曼塔起司
100g

醣類
1.6 g

蛋白質
27.2 g

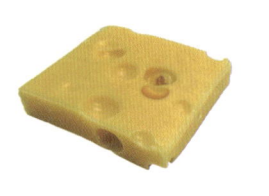

● 脂肪：33.6g ● 鈉：1.3g ● 熱量：398kcal

高達起司
100g

醣類
1.4 g

蛋白質
26.3 g

● 脂肪：29g ● 鈉：2g ● 熱量：356kcal

茅屋起司
15g

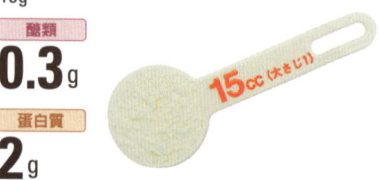

醣類
0.3 g

蛋白質
2 g

● 脂肪：0.7g ● 鈉：0.1g ● 熱量：15kcal

馬斯卡彭起司
100g

醣類
4.3 g

蛋白質
4.1 g

● 脂肪：28.2g　● 鈉：0.1g　● 熱量：273kcal

馬札瑞拉起司
100g

醣類
4.2 g

蛋白質
18.4 g

● 脂肪：19.9g　● 鈉：0.2g　● 熱量：269kcal

瑞可塔起司
20g

醣類
1.3 g

蛋白質
1.4 g

● 脂肪：2.3g　● 鈉：0.1g　● 熱量：32kcal

起司抹醬
15g

醣類
0.1 g

蛋白質
2.4 g

● 脂肪：3.9g　● 鈉：0.4g　● 熱量：43kcal

起司片
18g

醣類
0.2 g

蛋白質
3.9 g

● 脂肪：4.7g　● 鈉：0.5g　● 熱量：56kcal

起司粉
6g

醣類
0.1 g

蛋白質
2.5 g

● 脂肪：1.8g　● 鈉：0.2g　● 熱量：27kcal

鮮奶油（乳脂肪）
5g

醣類
0.3 g

蛋白質
0.1 g

● 脂肪：2.1g　● 鈉：0g　● 熱量：20kcal

鮮奶油（植物脂肪）
5g

醣類
0.1 g

蛋白質
0.2 g

● 脂肪：2.1g　● 鈉：0g　● 熱量：19kcal

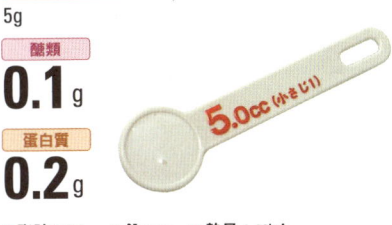

其他食品・飲料　牛乳・乳製品

其他食品・飲料

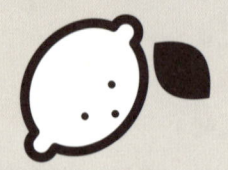

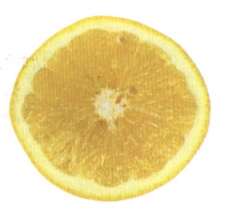

水果

Fruits

草莓
20g
- 醣類 **1.4**g
- 蛋白質 **0.1**g
- 脂肪：0g　鈉：0g　熱量：6kcal

無花果
85g
- 醣類 **10.6**g
- 蛋白質 **0.3**g
- 脂肪：0.1g　鈉：0g　熱量：48kcal

橘子
80g
- 醣類 **8.8**g
- 蛋白質 **0.3**g
- 脂肪：0.1g　鈉：0g　熱量：39kcal

柳丁
175.5g
- 醣類 **18.9**g
- 蛋白質 **0.9**g
- 脂肪：0.2g　鈉：0g　熱量：84kcal

葡萄柚
149.8g
- 醣類 **13.5**g
- 蛋白質 **0.7**g
- 脂肪：0.1g　鈉：0g　熱量：60kcal

柿子
182g
- 醣類 **26**g
- 蛋白質 **0.5**g
- 脂肪：0.4g　鈉：0g　熱量：115kcal

奇異果
42.5g
- 醣類 **4.6**g
- 蛋白質 **0.3**g
- 脂肪：0.1g　鈉：0g　熱量：22kcal

櫻桃 24.3g 醣類 **3.4** g 蛋白質 **0.2** g ● 脂肪：0g　● 鈉：0g　● 熱量：16kcal	**梨子** 297.5g 醣類 **30.9** g 蛋白質 **0.6** g ● 脂肪：0.3g　● 鈉：0g　● 熱量：113kcal
西洋梨 212.5g 醣類 **26.6** g 蛋白質 **0.4** g ● 脂肪：0.2g　● 鈉：0g　● 熱量：102kcal	**香蕉** 90g 醣類 **19.3** g 蛋白質 **0.6** g ● 脂肪：0.2g　● 鈉：0g　● 熱量：84kcal
藍莓 10g 醣類 **1** g 蛋白質 **0** g ● 脂肪：0g　● 鈉：0g　● 熱量：5kcal	**哈密瓜** 130g 醣類 **12.7** g 蛋白質 **0.9** g ● 脂肪：0.1g　● 鈉：0g　● 熱量：52kcal
檸檬 116.4g 醣類 **8.9** g 蛋白質 **1** g ● 脂肪：0.8g　● 鈉：0g　● 熱量：50kcal	**蘋果** 248.4g 醣類 **35.5** g 蛋白質 **0.2** g ● 脂肪：0.7g　● 鈉：0g　● 熱量：139kcal

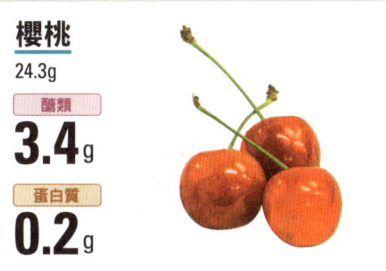

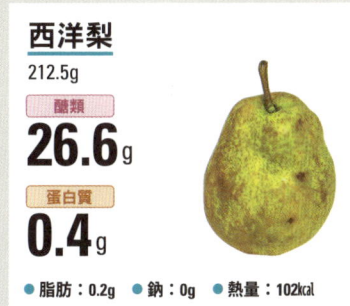

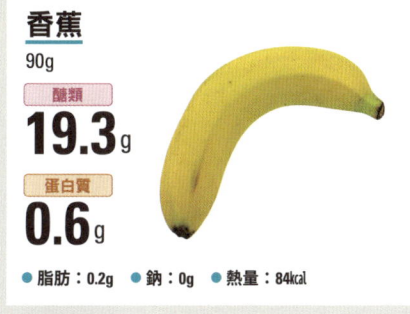

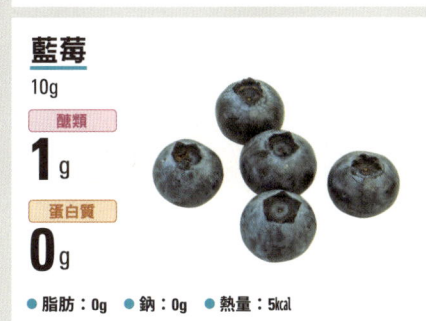

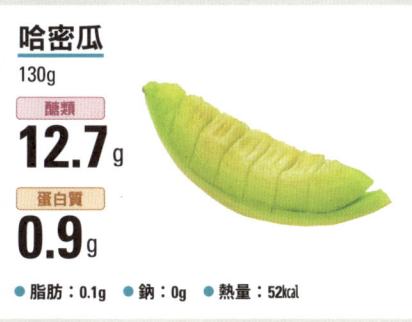

其他食品・飲料　水果

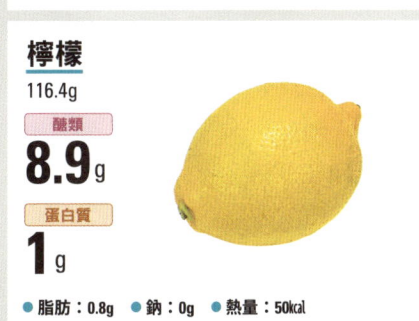

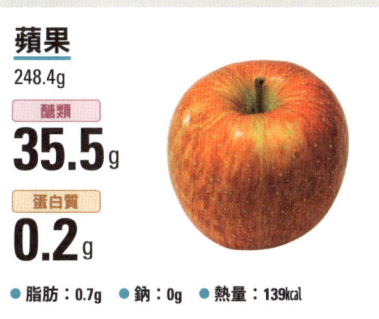

白桃	葡萄（Delaware）
195.5g	35g
醣類 **17.4**g	醣類 **5.3**g
蛋白質 **0.8**g	蛋白質 **0.1**g
● 脂肪：0.2g　● 鈉：0g　● 熱量：74kcal	● 脂肪：0g　● 鈉：0g　● 熱量：20kcal

鳳梨	西瓜
30g	132g
醣類 **3.7**g	醣類 **12.1**g
蛋白質 **0.1**g	蛋白質 **0.4**g
● 脂肪：0g　● 鈉：0g　● 熱量：16kcal	● 脂肪：0.1g　● 鈉：0g　● 熱量：54kcal

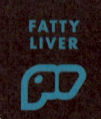

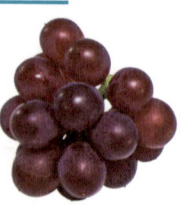

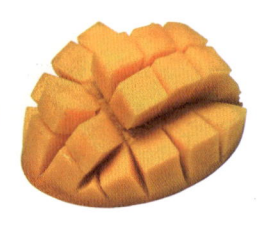

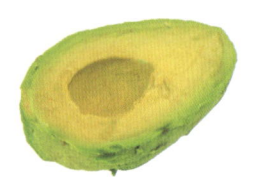

枇杷	芒果
50g	162.5g
醣類 **4.5**g	醣類 **25.4**g
蛋白質 **0.1**g	蛋白質 **0.8**g
● 脂肪：0.1g　● 鈉：0g　● 熱量：21kcal	● 脂肪：0.2g　● 鈉：0g　● 熱量：111kcal

荔枝	酪梨
14g	70g
醣類 **2.2**g	醣類 **1.6**g
蛋白質 **0.1**g	蛋白質 **1.1**g
● 脂肪：0g　● 鈉：0g　● 熱量：9kcal	● 脂肪：12.3g　● 鈉：0g　● 熱量：123kcal

其他食品・飲料

種子堅果

Nuts

杏仁
4g
- 醣類 **0.4**g
- 蛋白質 **0.7**g
- 脂肪：2.1g ● 鈉：0g ● 熱量：24kcal

腰果
10g
- 醣類 **2**g
- 蛋白質 **1.9**g
- 脂肪：4.8g ● 鈉：0.1g ● 熱量：59kcal

烘焙核桃
10g
- 醣類 **0.4**g
- 蛋白質 **1.3**g
- 脂肪：6.9g ● 鈉：0g ● 熱量：71kcal

花生
5.3g
- 醣類 **0.5**g
- 蛋白質 **1.2**g
- 脂肪：2.8g ● 鈉：0g ● 熱量：32kcal

綜合堅果
100g
- 醣類 **9.5**g
- 蛋白質 **15.4**g
- 脂肪：62.2g ● 鈉：0.3g ● 熱量：670kcal

銀杏（水煮）
10g
- 醣類 **3.4**g
- 蛋白質 **0.4**g
- 脂肪：0.1g ● 鈉：0g ● 熱量：17kcal

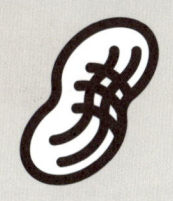

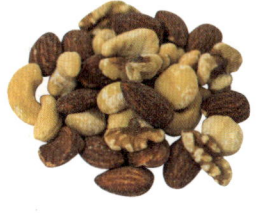

日本栗子（水煮）
13g
- 醣類 **3.9**g
- 蛋白質 **0.4**g
- 脂肪：0.1g ● 鈉：0g ● 熱量：20kcal

其他食品・飲料　種子堅果

其他食品・飲料

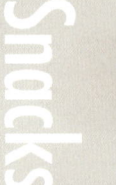

甜點
Snacks

糖果
5g
醣類 4.9g
蛋白質 0g
● 脂肪：0g ● 鈉：0g ● 熱量：19kcal

口香糖（片狀）
2g
醣類 1.9g
蛋白質 0g
● 脂肪：0g ● 鈉：0g ● 熱量：8kcal

口香糖（裹糖衣）
1g
醣類 1g
蛋白質 0g
● 脂肪：0g ● 鈉：0g ● 熱量：4kcal

牛奶糖
5g
醣類 3.9g
蛋白質 0.2g
● 脂肪：0.6g ● 鈉：0g ● 熱量：21kcal

棉花糖
15g
醣類 11.9g
蛋白質 0.3g
● 脂肪：0g ● 鈉：0g ● 熱量：49kcal

什錦汽水糖
12g
醣類 11.1g
蛋白質 0g
● 脂肪：0.1g ● 鈉：0g ● 熱量：45kcal

巧克力
4g
醣類 2g
蛋白質 0.2g
● 脂肪：1.4g ● 鈉：0g ● 熱量：22kcal

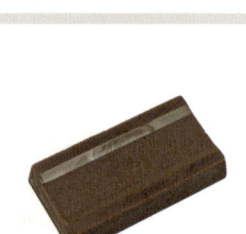

白巧克力
3g

醣類
1.5 g

蛋白質
0.2 g

● 脂肪：1.2g　● 鈉：0g　● 熱量：18kcal

杏仁巧克力
4g

醣類
1.5 g

蛋白質
0.4 g

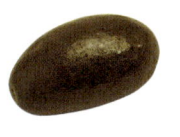

● 脂肪：1.6g　● 鈉：0g　● 熱量：22kcal

蘇打餅
15g

醣類
10.9 g

蛋白質
1.4 g

● 脂肪：1.5g　● 鈉：0.3g　● 熱量：63kcal

圓形小餅乾
18g

醣類
13.6 g

蛋白質
1.2 g

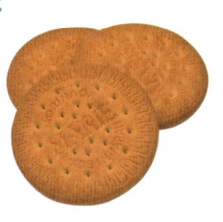

● 脂肪：1.8g　● 鈉：0.1g　● 熱量：76kcal

酥餅
12g

醣類
8.6 g

蛋白質
0.7 g

● 脂肪：2g　● 鈉：0g　● 熱量：55kcal

蝴蝶酥
10g

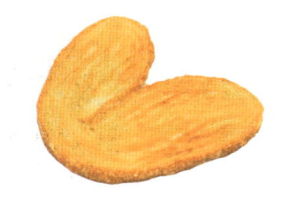

醣類
5.4 g

蛋白質
0.5 g

● 脂肪：3.5g　● 鈉：0g　● 熱量：56kcal

餅乾
30g

醣類
18.4 g

蛋白質
1.6 g

● 脂肪：8.3g　● 鈉：0.2g　● 熱量：154kcal

巧克力餅乾
24g

醣類
14.6 g

蛋白質
1.4 g

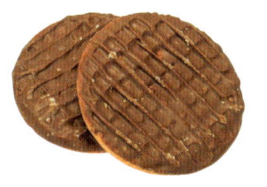

● 脂肪：5.8g　● 鈉：0.1g　● 熱量：117kcal

其他食品・飲料　甜點

蛋黃小饅頭
3g

醣類
2.7 g

蛋白質
0.1 g

● 脂肪：0.1g　● 鈉：0g　● 熱量：12kcal

玉米點心
20g

醣類
12.9 g

蛋白質
0.9 g

● 脂肪：5.4g　● 鈉：0.2g　● 熱量：103kcal

洋芋片
10g

醣類
5.1 g

蛋白質
0.4 g

● 脂肪：3.5g　● 鈉：0.1g　● 熱量：54kcal

甜甜圈
60g

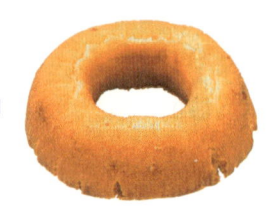

醣類
35.4 g

蛋白質
4 g

● 脂肪：7g　● 鈉：0.2g　● 熱量：220kcal

馬芬
70g

醣類
33.1 g

蛋白質
3.7 g

● 脂肪：17.7g　● 鈉：0.4g　● 熱量：295kcal

鬆餅
35g

醣類
13 g

蛋白質
2.3 g

● 脂肪：2.8g　● 鈉：0.1g　● 熱量：84kcal

司康
95g

醣類
41.5 g

蛋白質
5.6 g

● 脂肪：14.7g　● 鈉：0.6g　● 熱量：319kcal

泡芙
100g

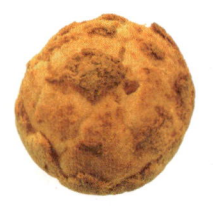

醣類
25.2 g

蛋白質
5.5 g

● 脂肪：11.4g　● 鈉：0.2g　● 熱量：211kcal

布丁
140g

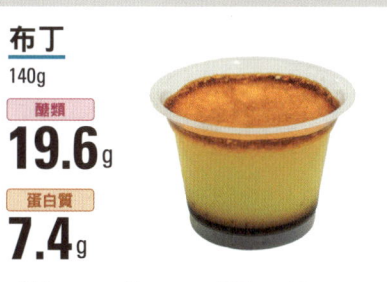

醣類
19.6 g

蛋白質
7.4 g

● 脂肪：7.7g　● 鈉：0.3g　● 熱量：162kcal

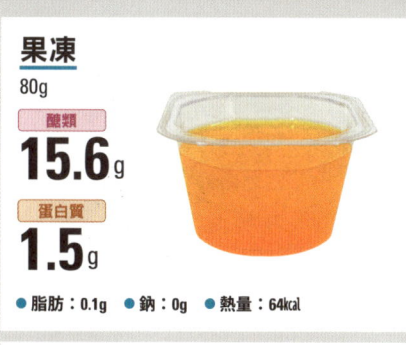

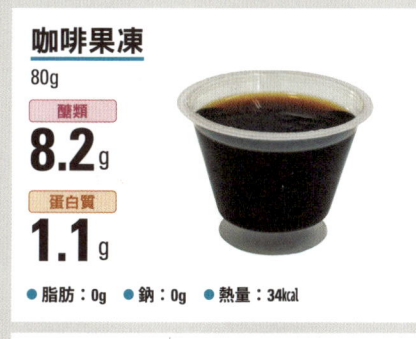

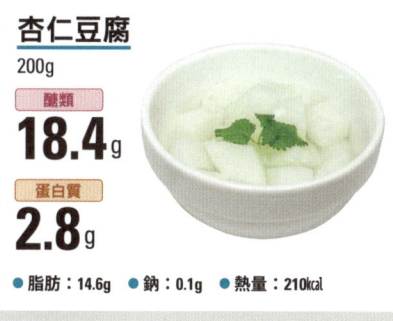

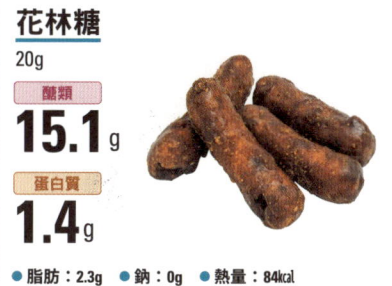

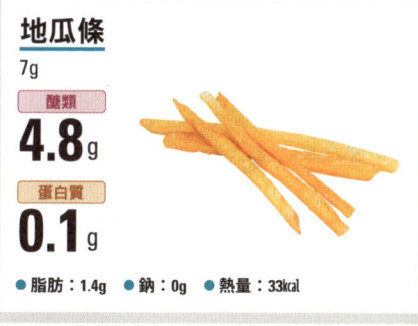

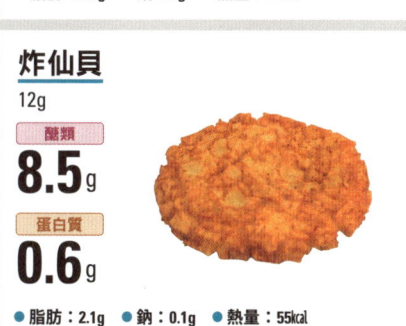

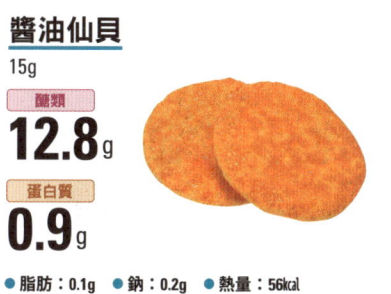

果凍
80g

醣類
15.6 g

蛋白質
1.5 g

● 脂肪：0.1g　● 鈉：0g　● 熱量：64kcal

咖啡果凍
80g

醣類
8.2 g

蛋白質
1.1 g

● 脂肪：0g　● 鈉：0g　● 熱量：34kcal

杏仁豆腐
200g

醣類
18.4 g

蛋白質
2.8 g

● 脂肪：14.6g　● 鈉：0.1g　● 熱量：210kcal

花林糖
20g

醣類
15.1 g

蛋白質
1.4 g

● 脂肪：2.3g　● 鈉：0g　● 熱量：84kcal

地瓜條
7g

醣類
4.8 g

蛋白質
0.1 g

● 脂肪：1.4g　● 鈉：0g　● 熱量：33kcal

炸仙貝
12g

醣類
8.5 g

蛋白質
0.6 g

● 脂肪：2.1g　● 鈉：0.1g　● 熱量：55kcal

醬油仙貝
15g

醣類
12.8 g

蛋白質
0.9 g

● 脂肪：0.1g　● 鈉：0.2g　● 熱量：56kcal

其他食品・飲料　甜點

米菓
10g
醣類 8.4 g
蛋白質 0.7 g
● 脂肪：0.1g　● 鈉：0.2g　● 熱量：38kcal

蜜糖納豆（四季豆）
15g
醣類 9.7 g
蛋白質 0.5 g
● 脂肪：0.1g　● 鈉：0g　● 熱量：43kcal

鯛魚燒
85g
醣類 39.9 g
蛋白質 3.5 g
● 脂肪：0.9g　● 鈉：0.1g　● 熱量：184kcal

車輪餅
100g
醣類 46.9 g
蛋白質 4.1 g
● 脂肪：1.1g　● 鈉：0.1g　● 熱量：217kcal

蜂蜜蛋糕
40g
醣類 24.5 g
蛋白質 2.6 g
● 脂肪：2g　● 鈉：0.1g　● 熱量：125kcal

糰子串（紅豆）
70g
醣類 31 g
蛋白質 2.3 g
● 脂肪：0.3g　● 鈉：0.1g　● 熱量：139kcal

烤糯米糰子
65g
醣類 29 g
蛋白質 1.8 g
● 脂肪：0.3g　● 鈉：0.4g　● 熱量：126kcal

芝麻球
紅豆餡20g、芝麻8g
醣類 24.7 g
蛋白質 4.2 g
● 脂肪：15.8g　● 鈉：0g　● 熱量：263kcal

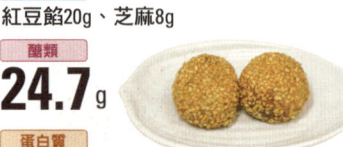

蕨餅
蕨餅130g、黃豆粉10g

醣類
39.3 g

蛋白質
3.5 g

● 脂肪：2.6g　● 鈉：0.2g　● 熱量：200kcal

大福
50g

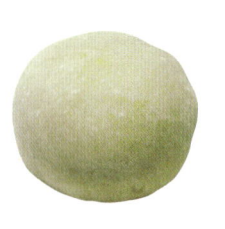

醣類
25.7 g

蛋白質
2 g

● 脂肪：0.3g　● 鈉：0.1g　● 熱量：112kcal

銅鑼燒
80g

醣類
44.8 g

蛋白質
4.8 g

● 脂肪：2.6g　● 鈉：0.3g　● 熱量：234kcal

楓葉造型甜饅頭
35g

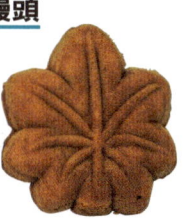

醣類
21.1 g

蛋白質
2.1 g

● 脂肪：0.7g　● 鈉：0g　● 熱量：102kcal

包餡薄皮甜饅頭
35g

醣類
20 g

蛋白質
1.4 g

● 脂肪：0.2g　● 鈉：0.1g　● 熱量：89kcal

葛饅頭
35g

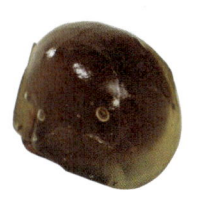

醣類
17.2 g

蛋白質
0.9 g

● 脂肪：0.1g　● 鈉：0g　● 熱量：76kcal

羊羹
50g

醣類
18.8 g

蛋白質
1.1 g

● 脂肪：0.1g　● 鈉：0.1g　● 熱量：84kcal

最中餅
40g

醣類
25 g

蛋白質
1.7 g

● 脂肪：0.1g　● 鈉：0g　● 熱量：111kcal

其他食品・飲料　甜點

包餡生八橋
25g

醣類
15.9 g

蛋白質
0.7 g

● 脂肪：0.1g　● 鈉：0g　● 熱量：69kcal

萩餅
白飯40g、紅豆餡30g

醣類
31.9 g

蛋白質
2.7 g

● 脂肪：0.4g　● 鈉：0g　● 熱量：147kcal

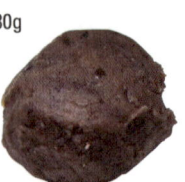

善哉紅豆湯
紅豆75g、年糕50g

醣類
59.5 g

蛋白質
4.5 g

● 脂肪：0.6g　● 鈉：0.1g　● 熱量：263kcal

冰淇淋
100g

醣類
22.1 g

蛋白質
2.7 g

● 脂肪：13.6g　● 鈉：0.2g　● 熱量：217kcal

冰淇淋（乳固形物3%以上）
60g

醣類
12.4 g

蛋白質
1 g

● 脂肪：1.2g　● 鈉：0.1g　● 熱量：65kcal

霜淇淋
120g

醣類
24.1 g

蛋白質
4.1 g

● 脂肪：6.7g　● 鈉：0.2g　● 熱量：175kcal

雪酪
60g

醣類
17.2 g

蛋白質
0.5 g

● 脂肪：0.6g　● 鈉：0g　● 熱量：77kcal

冰棒
105g

醣類
30.1 g

蛋白質
0.9 g

● 脂肪：1.1g　● 鈉：0g　● 熱量：134kcal

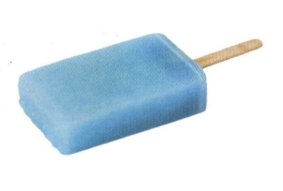

其他食品・飲料

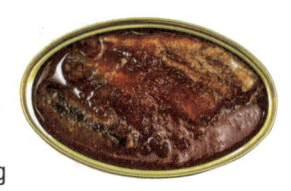

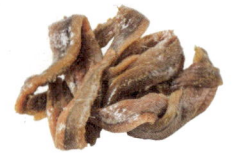

罐頭 / Canned food

沙丁魚罐頭（醬油漬）
100g
- 醣類 5.7g
- 蛋白質 17g
- 脂肪：11.9g　鈉：1.4g　熱量：203kcal

沙丁魚罐頭（油漬）
110g
- 醣類 0.3g
- 蛋白質 18.6g
- 脂肪：33.8g　鈉：0.9g　熱量：386kcal

沙丁魚罐頭（茄汁）
80g
- 醣類 1g
- 蛋白質 11.7g
- 脂肪：8.6g　鈉：0.6g　熱量：134kcal

沙丁魚罐頭（蒲燒）
100g
- 醣類 9.3g
- 蛋白質 13.5g
- 脂肪：15.6g　鈉：1.5g　熱量：234kcal

日本鯷魚罐頭
30g
- 醣類 0g
- 蛋白質 6.4g
- 脂肪：2g　鈉：3.9g　熱量：47kcal

鰹魚罐頭（醬油漬）
145g
- 醣類 15.5g
- 蛋白質 21.6g
- 脂肪：3.9g　鈉：2.5g　熱量：202kcal

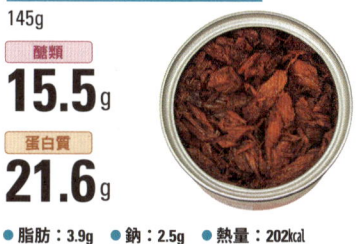

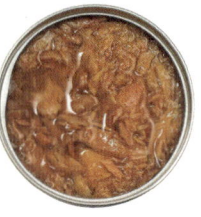

鮪魚罐頭（水煮・低油脂）
80g
- 醣類 0.2g
- 蛋白質 10.4g
- 脂肪：0.6g　鈉：0.4g　熱量：56kcal

鮪魚罐頭（醬油漬）
145g

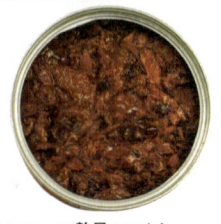

醣類
14.4 g

蛋白質
22.3 g

● 脂肪：3.3g　● 鈉：2.8g　● 熱量：194kcal

鮪魚罐頭（油漬・低油脂）
85g

醣類
0.1 g

蛋白質
12.2 g

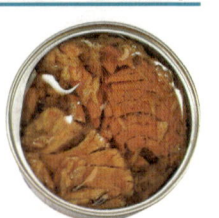

● 脂肪：18.4g　● 鈉：0.8g　● 熱量：225kcal

鮪魚罐頭（油漬・白肉）
80g

醣類
0.1 g

蛋白質
12.2 g

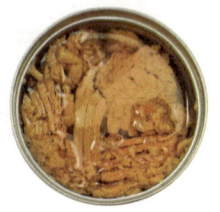

● 脂肪：18.9g　● 鈉：0.7g　● 熱量：223kcal

鯖魚罐頭（水煮）
160g

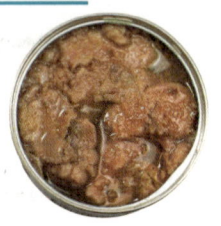

醣類
0.3 g

蛋白質
27.8 g

● 脂肪：17.1g　● 鈉：1.4g　● 熱量：278kcal

鯖魚罐頭（味噌）
190g

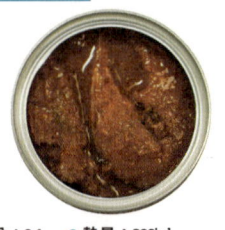

醣類
12.5 g

蛋白質
25.8 g

● 脂肪：26.4g　● 鈉：2.1g　● 熱量：399kcal

秋刀魚罐頭（蒲燒）
100g

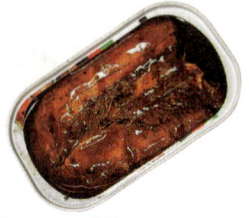

醣類
9.7 g

蛋白質
15.7 g

● 脂肪：13g　● 鈉：1.5g　● 熱量：219kcal

秋刀魚罐頭（醬油漬）
160g

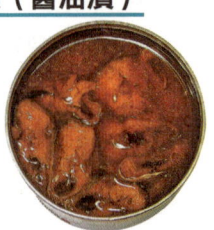

醣類
9 g

蛋白質
27.4 g

● 脂肪：30.2g　● 鈉：2.2g　● 熱量：414kcal

鮭魚罐頭
30g

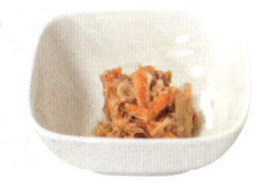

醣類
0 g

蛋白質
5.4 g

● 脂肪：2.5g　● 鈉：0.2g　● 熱量：47kcal

粉紅鮭罐頭（水煮）
180g

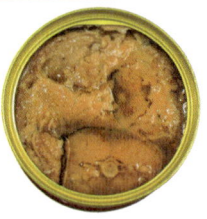

醣類
0.2 g

蛋白質
31 g

● 脂肪：13g　● 鈉：1.6g　● 熱量：261kcal

干貝罐頭（水煮）
40g

醣類
0.6 g

蛋白質
5.9 g

● 脂肪：0.2g　● 鈉：0.4g　● 熱量：35kcal

花蛤罐頭（水煮）
100g

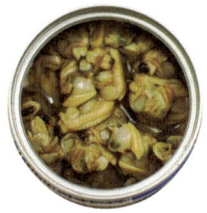

醣類
1.9 g

蛋白質
15.7 g

● 脂肪：2.2g　● 鈉：1g　● 熱量：102kcal

雪蟹罐頭（水煮）
55g

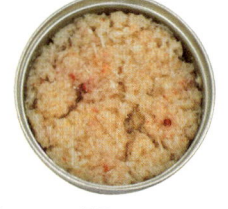

醣類
0.1 g

蛋白質
6.7 g

● 脂肪：0.2g　● 鈉：0.9g　● 熱量：38kcal

鵪鶉蛋罐頭（水煮）
8g

醣類
0 g

蛋白質
0.8 g

● 脂肪：1.1g　● 鈉：0g　● 熱量：13kcal

蘆筍罐頭（水煮）
20g

醣類
0.6 g

蛋白質
0.3 g

● 脂肪：0g　● 鈉：0.2g　● 熱量：5kcal

豌豆罐頭（水煮）
12g

醣類
1.6 g

蛋白質
0.3 g

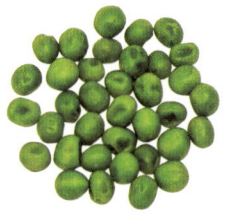

● 脂肪：0g　● 鈉：0.1g　● 熱量：10kcal

紅豆罐頭
20g

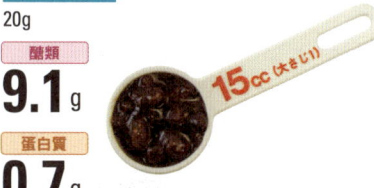

醣類
9.1 g

蛋白質
0.7 g

● 脂肪：0.1g　● 鈉：0g　● 熱量：40kcal

其他食品・飲料　罐頭

其他食品・飲料
非酒精飲料
Soft drink

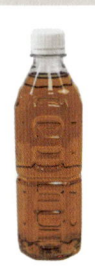

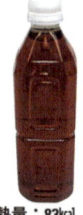

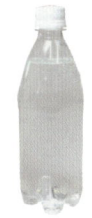

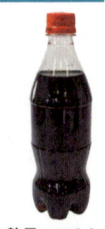

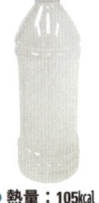

綠茶
500g
- 醣類 **1** g
- 蛋白質 **1** g
- 脂肪：0g　● 鈉：0g　● 熱量：10kcal

烏龍茶
500g
- 醣類 **0.5** g
- 蛋白質 **Tr**
- 脂肪：0g　● 鈉：0g　● 熱量：0kcal

麥茶
500g
- 醣類 **1.5** g
- 蛋白質 **Tr**
- 脂肪：0g　● 鈉：0g　● 熱量：5kcal

紅茶（原味紅茶）
500g
- 醣類 **20.3** g
- 蛋白質 **0.5** g
- 脂肪：0g　● 鈉：0g　● 熱量：83kcal

碳酸飲料
500g
- 醣類 **51** g
- 蛋白質 **Tr**
- 脂肪：Tr　● 鈉：0g　● 熱量：205kcal

碳酸飲料（含咖啡因）
500g
- 醣類 **57** g
- 蛋白質 **0.5** g
- 脂肪：Tr　● 鈉：0g　● 熱量：230kcal

運動飲料
500g
- 醣類 **25.5** g
- 蛋白質 **0** g
- 脂肪：Tr　● 鈉：0.5g　● 熱量：105kcal

罐裝咖啡（微糖）
190g

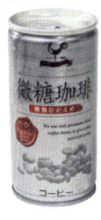

醣類
5.3g

蛋白質
0.4g

● 脂肪：1.2g　● 鈉：0g　● 熱量：35kcal

罐裝咖啡（含糖・牛奶）
190g

醣類
13.2g

蛋白質
0.4g

● 脂肪：1.2g　● 鈉：0g　● 熱量：66kcal

番茄汁
150g

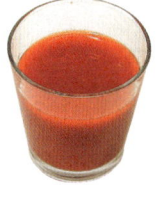

醣類
4.9g

蛋白質
1.1g

● 脂肪：0.1g　● 鈉：0.5g　● 熱量：23kcal

番茄汁（無鹽）
150g

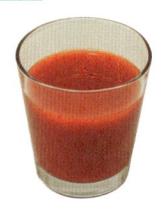

醣類
4.9g

蛋白質
1.1g

● 脂肪：0.1g　● 鈉：0g　● 熱量：27kcal

蔬菜汁
200g

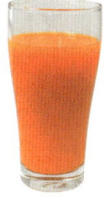

醣類
13.6g

蛋白質
2g

● 脂肪：0.6g　● 鈉：0.2g　● 熱量：72kcal

蔬菜汁（無鹽）
200g

醣類
7.6g

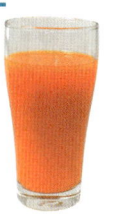

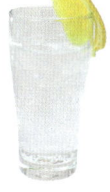

蛋白質
1.6g

● 脂肪：0.2g　● 鈉：0g　● 熱量：42kcal

無酒精氣泡酒
201g

醣類
0.1g

蛋白質
0g

● 脂肪：0g　● 鈉：0g　● 熱量：0kcal

無酒精啤酒
200g

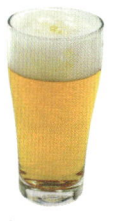

醣類
2.4g

蛋白質
0.2g

● 脂肪：Tr　● 鈉：0g　● 熱量：10kcal

其他食品・飲料　非酒精飲料

其他食品・飲料

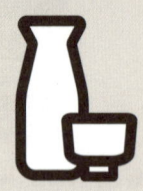

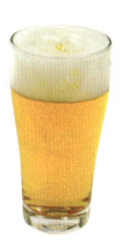

酒類

Alcohol

啤酒
200g
- 醣類 **6.2**g
- 蛋白質 **0.4**g
- 脂肪：0g ● 鈉：0g ● 熱量：78kcal

罐裝啤酒（130ml）
131g
- 醣類 **4.1**g
- 蛋白質 **0.3**g
- 脂肪：0g ● 鈉：0g ● 熱量：51kcal

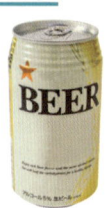

罐裝啤酒（350ml）
353g
- 醣類 **10.9**g
- 蛋白質 **0.7**g
- 脂肪：0g ● 鈉：0g ● 熱量：138kcal

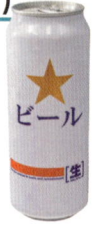

罐裝啤酒（500ml）
504g
- 醣類 **15.6**g
- 蛋白質 **1**g
- 脂肪：0g ● 鈉：0g ● 熱量：197kcal

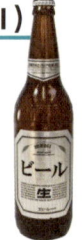

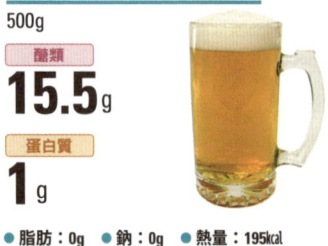

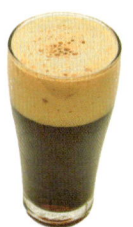

瓶裝啤酒（633ml）
638g
- 醣類 **19.8**g
- 蛋白質 **1.3**g
- 脂肪：0g ● 鈉：0g ● 熱量：249kcal

啤酒（中杯啤酒杯）
500g
- 醣類 **15.5**g
- 蛋白質 **1**g
- 脂肪：0g ● 鈉：0g ● 熱量：195kcal

黑啤酒
180g
- 醣類 **6.1**g
- 蛋白質 **0.5**g
- 脂肪：Tr ● 鈉：0g ● 熱量：81kcal

司陶特烈性黑啤酒
180g
- 醣類 **8.3** g
- 蛋白質 **0.5** g
- 脂肪：Tr
- 鈉：0g
- 熱量：112kcal

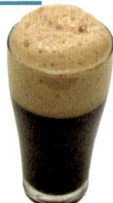

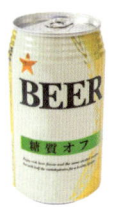

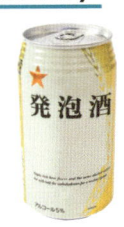

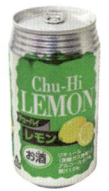

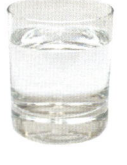

罐裝啤酒（無醣）
350g
- 醣類 **4.7** g
- 蛋白質 **0.3** g
- 脂肪：0g
- 鈉：0g
- 熱量：59kcal

發泡酒
200g
- 醣類 **7.2** g
- 蛋白質 **0.2** g
- 脂肪：0g
- 鈉：0g
- 熱量：88kcal

發泡酒（罐裝350ml）
353g
- 醣類 **12.7** g
- 蛋白質 **0.4** g
- 脂肪：0g
- 鈉：0g
- 熱量：155kcal

發泡酒（罐裝500ml）
505g
- 醣類 **18.2** g
- 蛋白質 **0.5** g
- 脂肪：0g
- 鈉：0g
- 熱量：222kcal

燒酒雞尾酒（罐裝350ml）
350g
- 醣類 **9.8** g
- 蛋白質 **0** g
- 脂肪：Tr
- 鈉：0g
- 熱量：179kcal

清酒
150g
- 醣類 **7.3** g
- 蛋白質 **0.5** g
- 脂肪：Tr
- 鈉：0g
- 熱量：161kcal

清酒（純米）
150g
- 醣類 **5.4** g
- 蛋白質 **0.5** g
- 脂肪：Tr
- 鈉：0g
- 熱量：153kcal

其他食品・飲料 | 酒類

日本酒
150g

醣類
6.8 g

蛋白質
0.5 g

● 脂肪：0g　● 鈉：0g　● 熱量：159kcal

清酒（吟釀）
150g

醣類
5.4 g

蛋白質
0.3 g

● 脂肪：0g　● 鈉：0g　● 熱量：155kcal

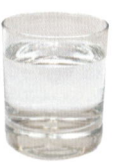

清酒（純米吟釀）
150g

醣類
6.2 g

蛋白質
0.5 g

● 脂肪：0g　● 鈉：0g　● 熱量：153kcal

白葡萄酒
100g

醣類
2 g

蛋白質
0.1 g

● 脂肪：Tr　● 鈉：0g　● 熱量：75kcal

紅葡萄酒
100g

醣類
1.5 g

蛋白質
0.2 g

● 脂肪：Tr　● 鈉：0g　● 熱量：68kcal

紹興酒
150g

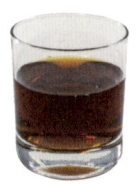

醣類
7.7 g

蛋白質
2.5 g

● 脂肪：Tr　● 鈉：0g　● 熱量：189kcal

燒酒（加冰塊）
100g

醣類
0 g

蛋白質
0 g

● 脂肪：0g　● 鈉：-　● 熱量：144kcal

威士忌
100g

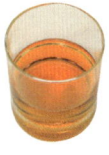

醣類
0 g

蛋白質
0 g

● 脂肪：0g　● 鈉：0g　● 熱量：234kcal

威士忌蘇打調酒（Highball）
252.5g

醣類
0.2g

蛋白質
0g

- 脂肪：0g ● 鈉：0g ● 熱量：118kcal

白蘭地
100g

醣類
0g

蛋白質
0g

- 脂肪：0g ● 鈉：0g ● 熱量：234kcal

伏特加
150g

醣類
Tr

蛋白質
0g

- 脂肪：0g ● 鈉：0g ● 熱量：356kcal

琴酒
50g

醣類
0.1g

蛋白質
0g

- 脂肪：Tr ● 鈉：0g ● 熱量：140kcal

蘭姆酒
100g

醣類
0.1g

蛋白質
0g

- 脂肪：Tr ● 鈉：0g ● 熱量：237kcal

梅酒
100g

醣類
20.7g

蛋白質
0.1g

- 脂肪：Tr ● 鈉：0g ● 熱量：155kcal

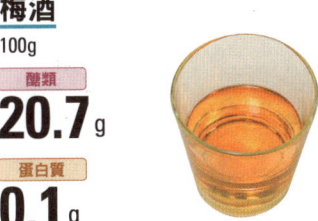

其他食品・飲料 酒類

FATTY LIVER

既美味又有飽足感！
低醣食物一覽

Low sugar food

目前減少醣類攝取已經是一種廣爲流傳的健康飲食方法。底下收集各類「減醣」產品，供大家作爲參考。

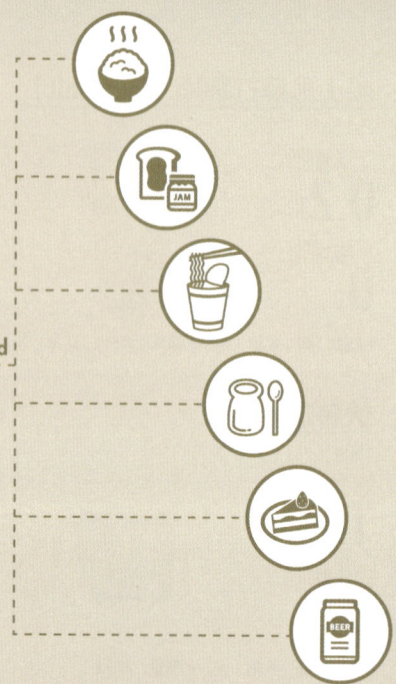

三菱食品股份有限公司
KARADA SHIFT 減醣白飯（加大麥）

國產米與大麥比例均衡，減醣35%的米飯。

150g左右

醣類 **35.0**g

蛋白質	脂肪	鈉	熱量
2.9g	0.5g	0g	163kcal

三菱食品股份有限公司
KARADA SHIFT 減醣杯飯（咖哩口味）

添加雜穀飯，健康又充滿辛香料美味。減醣40%。

29.9g左右

醣類 **14.7**g

蛋白質	脂肪	鈉	熱量
7.1g	1.0g	1.8g	102kcal

SARAYA股份有限公司
健康美味雜穀飯

減醣38％。含醣量34g的低醣飲食雜穀飯。

150g左右

醣類 **34.2**g

蛋白質	脂肪	鈉	熱量
3.8g	0.8g	0g	174kcal

紀文食品股份有限公司
使用零醣白飯 和風雜炊口味

充滿日式風味的雜炊。色彩繽紛的配料更添溫潤口感。

180g左右

醣類 **3.4**g

蛋白質	脂肪	鈉	熱量
0.7g	0g	1.8g	25kcal

紀文食品股份有限公司
使用零醣白飯
雞風味雜炊

蒸煮雞肉和長蔥等配料搭配雞白湯口味的雜炊。

180g左右

醣類 **4.9**g

蛋白質	脂肪	鈉	熱量
2.0g	1.6g	1.6g	51kcal

三菱食品股份有限公司
KARADA SHIFT
減醣牛肉咖哩

濃縮牛肉鮮味的牛肉咖哩。減醣30%。

140g左右

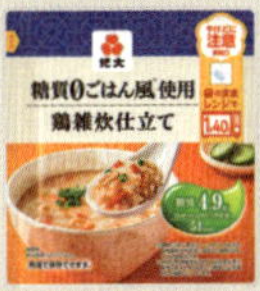

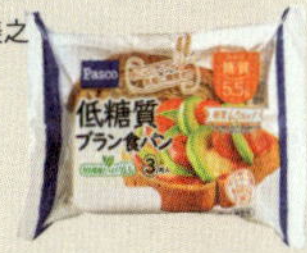

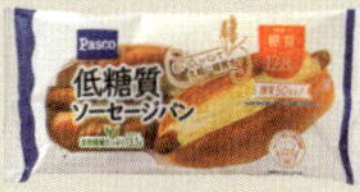

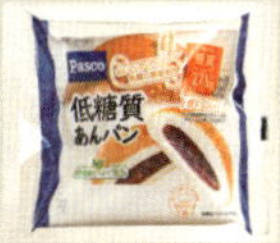

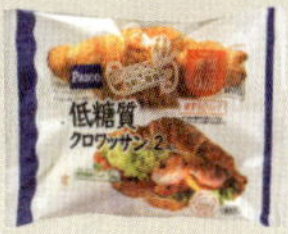

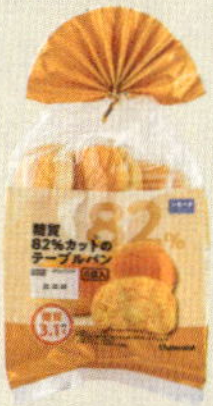

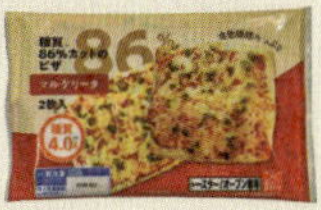

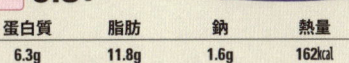

醣類 **6.3**g

蛋白質	脂肪	鈉	熱量
6.3g	11.8g	1.6g	162kcal

敷島麵包公司（Pasco）
低醣麥麩皮吐司（3片裝）

添加小麥麩皮的麵包。
減醣60%※，含有豐富的膳食纖維。
※相比於2015年版日本食品標準成分表之2017年追加版所收錄的吐司（每100g）。

1片

醣類 **5.5**g

蛋白質	脂肪	鈉	熱量
4.1g	2.2g	0.4g	79kcal

敷島麵包公司（Pasco）
低醣香腸麵包

減醣50%※的香腸麵包。含膳食纖維。
※相比於Pasco的「粗絞肉香腸」（每100g）。

1個

醣類 **12.8**g

蛋白質	脂肪	鈉	熱量
8.8g	19.2g	1.3g	286kcal

敷島麵包公司（Pasco）
低醣可頌 2入裝

減醣40%※的可頌。含膳食纖維。
※相比於2015年版日本食品標準成分表中的可頌（每100g）。

1個

醣類 **9.8**g

蛋白質	脂肪	鈉	熱量
4.1g	11.8g	0.5g	177kcal

敷島麵包公司（Pasco）
低醣紅豆麵包

含有膳食纖維，減醣30%※的紅豆麵包。
※相比於2015年版日本食品標準成分表中的紅豆麵包（每100g）。

1個

醣類 **27.1**g

蛋白質	脂肪	鈉	熱量
6.8g	3.5g	0.5g	203kcal

Chateraise Co
減醣82%餐包 6入裝

減少醣類的使用，富含大量膳食纖維的餐包。

1個 38g左右

醣類 **3.1**g（エリスリトールを除く）

蛋白質	脂肪	鈉	熱量
6.1g	4.4g	0.4g	86kcal

Chateraise Co
減醣86%
瑪格麗塔披薩

添加膳食纖維，大幅減少醣類含量的瑪格麗塔披薩。

1片 87g左右

醣類 **4.0**g（エリスリトールを除く）

蛋白質	脂肪	鈉	熱量
11.8g	13.3g	1.0g	210kcal

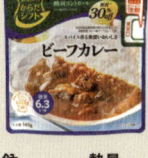

SARAYA股份有限公司
LAKANTO低醣果醬
柑橘果醬

使用獨創甜味劑，富含膳食纖維的低醣果醬。

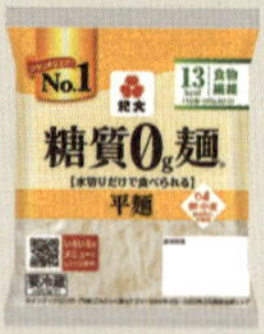

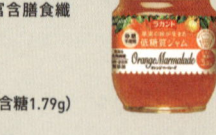

100g左右

醣類 **42.7**g （含糖1.79g）

蛋白質	脂肪	鈉	熱量
0.2g	0g	0.025g	94.6kcal

紀文食品股份有限公司
零醣麵條（寬麵）

使用豆渣粉和蒟蒻粉製作的零含醣麵條。

180g左右

醣類 **0**g

蛋白質	脂肪	鈉	熱量
0.9g	0.09g	0.4g	13kcal

紀文食品股份有限公司
零醣麵條（圓麵）

適合烹煮拉麵或義大利麵的圓麵款。

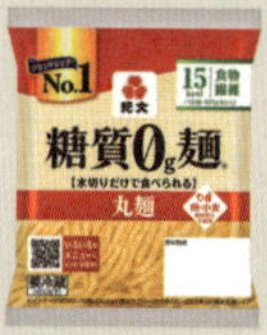

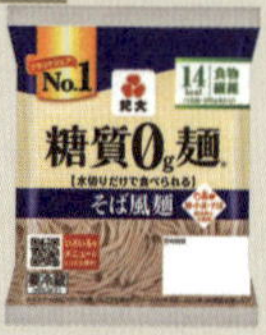

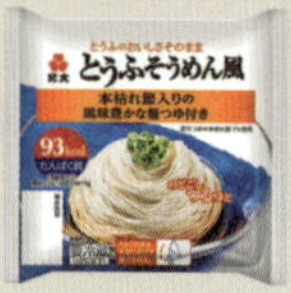

180g左右

醣類 **0**g

蛋白質	脂肪	鈉	熱量
0.8g	0.4g	0.3g	15kcal

紀文食品股份有限公司
零醣麵條（蕎麥風味麵）

使用豆渣粉和蒟蒻粉製作的蕎麥風味麵條。

180g左右

醣類 **0**g

蛋白質	脂肪	鈉	熱量
0.7g	0.4g	0.2g	14kcal

紀文食品股份有限公司
豆腐素麵

充滿滑溜順喉口感的素麵風豆腐。

145g（附和風醬油）左右

醣類 **9.3**g

蛋白質	脂肪	鈉	熱量
5.3g	3.3g	1.9g	93kcal

日清食品CHILLED股份有限公司
柔韌低醣麵條 中細麵 1人份

添加膳食纖維，減醣40%的低醣麵條。（相比於同公司的其他款麵條）

90g左右

醣類 **23.9**g

蛋白質	脂肪	鈉	熱量
10.8g	1.5g	1.8g	196kcal

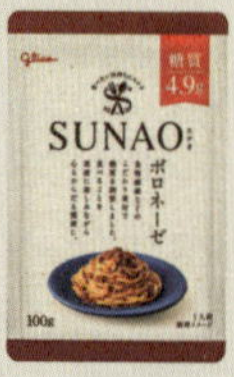

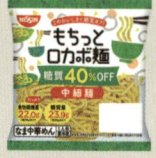

江崎Glico股份有限公司
SUNAO 柔韌Q彈義大利麵

使用大麥仁粉製作麵條，充滿Q彈口感。 1餐（80g）的含醣量約21.4g。

1束 80g左右

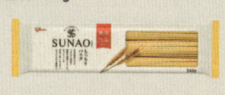

醣類 **21.4**g

蛋白質	脂肪	鈉	熱量
11.3g	1.2g	0.34g	213kcal

江崎Glico股份有限公司
SUNAO 波隆納肉醬

具層次感和濃厚感的波隆納肉醬。1餐（100g）的含醣量為4.9g。

100g左右

醣類 **4.9**g

蛋白質	脂肪	鈉	熱量
9.5g	7.6g	1.3g	134kcal

日清食品股份有限公司
杯麵PRO 高蛋白質＆低醣

保留杯麵的原始美味，減醣50%。

74g左右

醣類 **15.3**g

蛋白質	脂肪	鈉	熱量
15.2g	16.8g	4.8g	274kcal

日清食品股份有限公司
杯麵PRO 高蛋白質＆低醣 海鮮口味杯麵

保留海鮮杯麵的原始美味，減醣50%。

78g左右

醣類 **18.2**g

蛋白質	脂肪	鈉	熱量
15.2g	18.1g	4.5g	298kcal

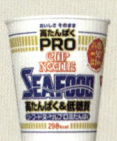

日清食品股份有限公司
杯麵PRO 高蛋白質＆低醣 辣番茄口味杯麵

保留辣番茄杯麵的原始美味，減醣50%。

79g左右

醣類 **18.6**g

蛋白質	脂肪	鈉	熱量
15.7g	17.9g	3.7g	303kcal

日清製粉Welna股份有限公司
日清 減醣50% 大阪燒麵粉

減醣50%。
質地輕盈的口感。

90g左右

醣類 **18.4**g

蛋白質	脂肪	鈉	熱量
30.0g	2.0g	3.2g	270kcal

卡樂比股份有限公司
零醣燕麥

蜂蜜搭配杏仁碎，
打造吃不膩的美味。

50g左右

醣類 **18.1**g

蛋白質	脂肪	鈉	熱量
9.3g	13.1g	0.2g	241kcal

三菱食品股份有限公司
KARADA SHIFT減醣餃子

無油無水的酥脆口感。減醣40%的餃子。

6個 141g左右

醣類 **15.3**g

蛋白質	脂肪	鈉	熱量
9.9g	13.0g	1.3g	234kcal

明治股份有限公司
明治益生菌優格R-1 不使用砂糖

使用形成多醣體的乳酸菌打造健康優格。

112g左右

碳水化合物 **10.9**g

蛋白質	脂肪	鈉	熱量
4.0g	1.6g	0.13g	56kcal

明治股份有限公司
明治益生菌優格R-1 飲用型 不使用砂糖，控制甜味

使用1073R-1乳酸菌。
方便隨時補充的飲用型。

112ml左右

碳水化合物 **5.6**g

蛋白質	脂肪	鈉	熱量
3.4g	0.6g	0.12g	41kcal

日清YORK股份有限公司
十勝優酪乳 零醣

高蛋白質且無脂肪。
熱量減少45%的飲用型優酪乳。

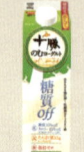

1杯180g左右

醣類 7.9g

蛋白質	脂肪	鈉	熱量
5.5g	0g	0.2g	55kcal

森永乳業股份有限公司
職人小起司蛋糕
生起司蛋糕

檸檬口味的生起司蛋糕。
1份含醣量約1.9g。

1個15g左右

醣類 1.82g

蛋白質	脂肪	鈉	熱量
1.1g	4.1g	0.11g	49kcal

森永製菓股份有限公司
減醣90%喉糖

減醣90%的潤喉糖。小小一顆富含2.4g以上的膳食纖維。

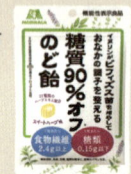

3顆9g左右

醣類 0.2～0.8g

蛋白質	脂肪	鈉	熱量
0g	0g	0g	18kcal

Chateraise Co
減醣88%入口即化巧克力
生巧克力風味

不使用砂糖的生巧克力風巧克力。

1盒82g左右

醣類 5.1g

蛋白質	脂肪	鈉	熱量
3.7g	28.1g	0.08g	330kcal

森永製菓股份有限公司
巧克力片 減醣50%

減醣50%，依舊美味的巧克力餅。

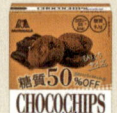

1袋24g左右

醣類 6.1g

蛋白質	脂肪	鈉	熱量
2.5g	6.2g	0.2g	93kcal

江崎Glico股份有限公司
SUNAO〈發酵奶油〉
小袋裝

堅持使用小麥胚芽、膳食纖維、寡醣等好食材，打造減醣奶油。

31g左右

醣類 9.2g

蛋白質	脂肪	鈉	熱量
2.4g	9.5g	0.27g	150kcal

森永乳業股份有限公司
美味低醣
卡士達布丁 4入裝

即使含醣量低也要追求濃郁與美味。堅持使用焦糖的布丁。

1個60g左右

醣類 2.6g

蛋白質	脂肪	鈉	熱量
1.2g	3.9g	0.06g	51kcal

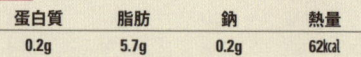

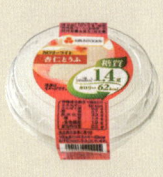

紀文食品股份有限公司
低熱量杏仁豆腐

低熱量且滑嫩順口的杏仁豆腐。

220g左右

醣類 1.4g

蛋白質	脂肪	鈉	熱量
0.2g	5.7g	0.2g	62kcal

紀文食品股份有限公司
低熱量芒果布丁

低熱量、低醣也絲毫不減芒果布丁的原始風味。

220g左右

醣類 7.2g

蛋白質	脂肪	鈉	熱量
0.4g	4.8g	0.4g	77kcal

江崎Glico股份有限公司
SUNAO草莓＆藍莓冰淇淋

含醣量10g以下，富含膳食纖維的冰淇淋。

120ml左右

醣類 4.0g

蛋白質	脂肪	鈉	熱量
2.0g	6.2g	0.1g	80kcal

Chateraise Co
減醣85%鮮奶油蛋糕 2入

使用大豆粉和膳食纖維製作的鮮奶油蛋糕。

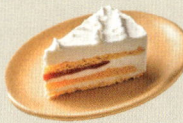

1個

醣類 4.6g（赤藻醣醇除外）

蛋白質	脂肪	鈉	熱量
4.0g	18.6g	0.14g	220kcal

日清製粉Welna股份有限公司
日清減醣50%綜合鬆餅

減醣50g。
口感鬆軟綿密。

80g左右

醣類 22.7g

蛋白質	脂肪	鈉	熱量
13.3g	3.1g	1.2g	238kcal

SARAYA股份有限公司
LAKANTO S顆粒

和砂糖一樣的甜味，零醣天然甜味劑。

1大匙13g左右

醣類 13.0g（無糖）

蛋白質	脂肪	鈉	熱量
0.03g	0g	0g	0kcal

SARAYA股份有限公司
LAKANTO S糖漿

用於涼拌料理也OK。
LAKANTO S顆粒的糖漿版。

1小匙6g左右

醣類 1.23g（無糖）

蛋白質	脂肪	鈉	熱量
0g	0g	0g	0kcal

KAGOME股份有限公司
KAGOME零醣蔬菜汁

使用多種葉菜類，零醣且口感清爽的100%蔬菜汁。

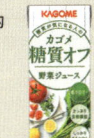

200ml左右

醣類 3.6g

蛋白質	脂肪	鈉	熱量
1.1g	0g	0.06〜0.5g	22kcal

森永製菓股份有限公司
甜酒（減醣30%）

使用酒粕和米麴雙發酵素材製作的甜酒。減醣30%。

100g左右

醣類 8g

蛋白質	脂肪	鈉	熱量
0.4〜1.2g	0g	0.18g	35kcal

三得利
三得利Perfect beer
強勁的入喉感，
加上爽快的後勁。

100ml左右
醣類 0g

蛋白質	脂肪	鈉	熱量
0.1～0.3g	0g	0～0.02g	32kcal

三得利
金麥 減醣75%
能充分感受到
大麥風味的啤酒。

100ml左右
醣類 0.4～0.8g

蛋白質	脂肪	鈉	熱量
0.1～0.2g	0g	0～0.02g	29kcal

朝日啤酒
朝日Style beer〈生〉
原始工法打造
純正口感的無醣發泡酒。

100ml左右
醣類 0g

蛋白質	脂肪	鈉	熱量
0g	0g	0～0.03g	24kcal

朝日啤酒
朝日零醣啤酒
零嘌呤和零醣
也絲毫不減美味的啤酒。

100ml左右
醣類 0g

蛋白質	脂肪	鈉	熱量
0g	0g	0～0.02g	22kcal

朝日啤酒
朝日Slat檸檬沙瓦
內含葡萄柚果粒。
無醣爽口檸檬沙瓦。

100ml左右
醣類 0.6g

蛋白質	脂肪	鈉	熱量
0g	0g	0.07g	20kcal

三得利
無添加抗氧化劑美味紅葡萄酒 減醣30%（紅葡萄酒）
綜合數種原酒，充滿厚度與
豐富美味的紅葡萄酒。

100ml左右
醣類 1.0～2.4g

蛋白質	脂肪	鈉	熱量
0g	0g	0～0.1g	65kcal

三得利
三得力清澈梅酒 500ml瓶裝
使用100%國產梅子，
減醣50%的梅酒。

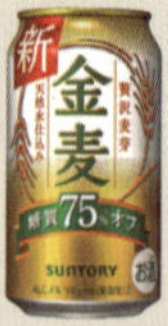

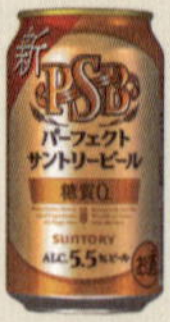

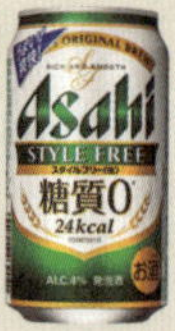

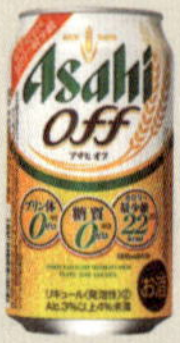

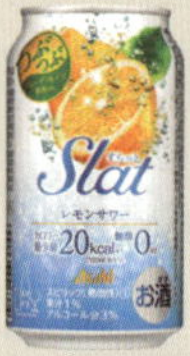

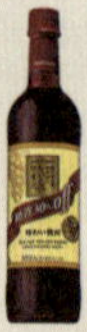

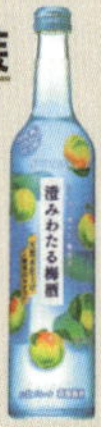

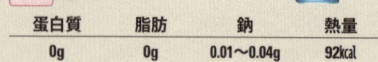

100ml左右
醣類 8.7g

蛋白質	脂肪	鈉	熱量
0g	0g	0.01～0.04g	92kcal

朝日啤酒
輕負擔梅酒
充滿梅子酸甜味與
濃郁風味的減醣70%梅酒。

100ml左右
醣類 5.8g

蛋白質	脂肪	鈉	熱量
0g	0g	0～0.05g	82kcal

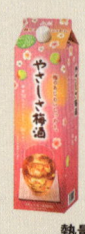

輕鬆方便攝取蛋白質
蛋白質能量棒

近年來，隨時隨地都能輕鬆取得蛋白質能量棒。
減醣的同時也能兼顧美味與攝取足量蛋白質。

朝日Group食品股份有限公司
1根飽足GIGA蛋白質能量棒 焦糖口味

65g左右
蛋白質 30g

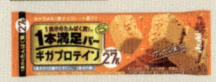

含醣量控制在15g的穀物巧克力能量棒。輕鬆攝取1餐所需的蛋白質。

醣類	脂肪	鈉	熱量
15g	16g	0.3〜1.4g	326kcal

森永製菓股份有限公司
in BAR 蛋白質能量棒GOLD 柳橙＆2種堅果口味

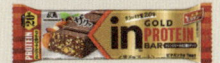

52g左右
蛋白質 20.9g

減醣且富含20g蛋白質。口感酥脆的巧克力蛋白質能量棒。

醣類	脂肪	鈉	熱量
12.9g	13.2g	0.36〜1.25g	258kcal

朝日Group食品股份有限公司
1根飽足蛋白質能量棒 巧克力口味

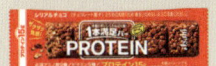

39g左右
蛋白質 18g

輕鬆攝取蛋白質的穀物巧克力能量棒。

醣類	脂肪	鈉	熱量
11g	8.5g	0.3〜0.6g	195kcal

森永製菓股份有限公司
in BAR 蛋白質能量棒 烘焙巧克力口味

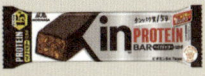

43g左右
蛋白質 16.0g

高蛋白質且含醣量不到10g的低醣飲食蛋白質能量棒。

醣類	脂肪	鈉	熱量
4.3g	13.3g	0.13〜0.7g	215kcal

攝取優質蛋白質！無麩質大豆能量棒

大塚製藥股份有限公司
SOYJOY 花生口味

30g左右
蛋白質 6.5g

內含整顆大豆與花生，咬感十足的大豆能量棒。使用植物萃取的甜味劑，甜味清爽不甜膩。

醣類	脂肪	鈉	熱量
5.4g	10.5g	0.08〜0.19g	149kcal

食物營養成分索引

人造奶油	107
八寶菜	95
十穀米飯	100
三線磯鱸	65
丸腸	54
口香糖 （片狀）	126
口香糖 （裹糖衣）	126
大亨堡麵包	105
大豆 （水煮）	79
大阪燒 （肉）	115
大福	131
大蒜	90
小扁豆 （水煮）	90
小番茄	86
小黃瓜	87
小鱗脂眼鯡魚乾 （整隻）	73
山藥泥	91
山藥烏龍麵	109
山藥蕎麥麵	110
干貝罐頭 （水煮）	135
中華丼	102
中華油飯	101
中華蛸	70
中華麵 （水煮）	111
中華麵 （生麵）	110
中華麵 （乾麵）	111
中濃醬	64
五穀米飯	100
什錦汽水糖	126
切達起司	120
午餐肉	59
天丼	102
天婦羅烏龍麵	109
天婦羅蕎麥麵	110

太平洋黑鮪 （野生）	67
太平洋鱈	67
日本下鱵魚	66
日本叉牙魚 （半乾）	73
日本山藥	91
日本水菜	85
日本竹莢魚	65
日本竹筴魚	65
日本油菜	84
日本青椒	85
日本栗子 （水煮）	125
日本真鱸	67
日本酒	140
日本馬加鰆	66
日本魷	69
日本鰻魚罐頭	133
日式什錦五目豆	80
日式什錦麵	112
日式肉豆腐	80
日式炒麵	112
日式海鮮炒麵	112
日式素麵	110
日式馬鈴薯燉肉	55
日式蛋花湯	97
日式湯麵	112
日式煮芋頭	95
日式煮蘿蔔乾絲	94
日式漢堡	60
月見烏龍麵	108
月見蕎麥麵	110
木綿豆腐	79
比目魚 （野生）	67
毛豆	89
毛鱗魚乾 （半乾）	73

150

食物營養成分索引

水果牛乳	118		四季豆	89
水果醋	64		奶油	107
水煮牡蠣（養殖）	70		奶油（無鹽）	107
水煮青江菜	84		奶油起司	120
水煮烏龍麵	108		奶油燉菜	63
水煮蛋	77		奶油蟹肉可樂餅	75
水餃	60		巧克力	126
火腿蛋	77		巧克力雷仔捲	107
牛心	53		巧克力餅乾	127
牛丼	102		布丁	129
牛外橫膈膜	53		玄米飯	100
牛奶糖	126		玉米	88
牛肉咖哩	103		玉米脆片	115
牛肉烏龍麵	108		玉米濃湯	98
牛肉乾	54		玉米點心	128
牛肉燴飯	103		生火腿	57
牛舌	53		生牡蠣	70
牛尾巴	53		生乳	118
牛肝	54		生魚片醬油	81
牛乳	118		生德國香腸	58
牛眼鯥	68		生雞蛋	77
牛絞肉	54		甲烏賊	69
牛蒡	88		白巧克力	127
牛蒡沙拉	93		白桃	124
冬粉沙拉	93		白帶魚	67
加工起司	119		白粥	101
包餡生八橋	132		白菜	86
包餡薄皮甜饅頭	131		白飯	100
北海道毛蟹（水煮）	68		白飯（大碗）	100
北魷	67		白飯（小碗）	100
可頌	105		白腹鯖	66
可樂餅	95		白葡萄酒	140
司康	128		白燒鰻魚	73
司陶特烈性黑啤酒	139		白醬焗烤蝦仁	103

151

白蘭地	141
白蘿蔔	88
白蘿蔔沙拉	93
白蘿蔔鰤魚煮	75
伍斯塔醬汁	64
伏特加	141
冰淇淋	132
冰淇淋 （乳固形物3%以上）	132
冰棒	132
吐司 分切4片	104
吐司 分切5片	104
吐司 分切6片	104
吐司 分切8片	104
回鍋肉	59
地瓜條	129
帆立貝	70
年糕	115
竹莢魚南蠻漬	74
竹筍	87
竹葉魚板	76
米菓	130
羊栖菜 （乾燥）	96
羊栖菜煮	96
羊腿肉	63
羊羹	131
肉燥油豆腐	80
肉醬義大利麵	113
肉雞雞翅	60
艾曼塔起司	120
艾登起司	120
西瓜	124
西洋梨	123
佃煮金針菇	93
低脂牛乳	118

低脂優格 （無糖）	119
克林姆麵包	106
杏仁	125
杏仁巧克力	127
杏仁豆腐	129
杏鮑菇	91
沖繩炒苦瓜	95
沙丁魚罐頭 （油漬）	133
沙丁魚罐頭 （茄汁）	133
沙丁魚罐頭 （蒲燒）	133
沙丁魚罐頭 （醬油漬）	133
沙朗牛排	54
沙腸	66
秀珍菇	92
芒果	124
豆皮烏龍麵	108
豆皮壽司	101
豆皮蕎麥麵	109
豆芽菜	89
豆腐味噌湯	97
豆腐漢堡	80
貝果	106
赤魷	69
車輪餅	130
辛子明太子	76
里肌火腿	57
乳酸菌飲料	119
味噌	81
味噌拉麵	111
味噌鯖魚煮	74
味醂醃漬日本鰻魚乾	73
味醂醃漬秋刀魚乾	71
和牛五花	51
和牛外側後腿肉	51

食物營養成分索引

和牛外側後腿肉（瘦肉）	51	法國吐司	104
和牛肋眼	50	法國長棍麵包	105
和牛肋眼（瘦肉）	50	法蘭克福德國香腸	58
和牛沙朗	50	泡芙	128
和牛沙朗（瘦肉）	51	中華麵泡麵（油炸麵條）	114
和牛肩肉	50	中華麵泡麵（非油炸麵條）	114
和牛肩肉（瘦肉）	50	波士頓萵苣	87
和牛肩胛肉	50	波菜炒蛋	95
和牛肩胛肉（瘦肉）	50	炊飯	101
和牛後腿肉	51	炒米粉	115
和牛後腿肉（瘦肉）	51	炒烏龍	109
和牛臀肉	51	炒蛋	77
和牛臀肉（瘦肉）	51	炒飯	103
和風蕈菇義大利麵	113	炒蔬菜	95
和風鱈魚子義大利麵	113	炒麵碗麵	114
咖哩烏龍麵	109	芙蓉豆腐	78
咖啡牛乳	118	芝麻油	64
咖啡果凍	129	芝麻球	130
奇異果	122	芝麻菜	85
帕馬森起司	120	花生	125
披薩	106	花生奶油	107
披薩吐司	104	花林糖	129
昆布麵汁	81	花蛤	70
明太子奶油義大利麵	113	花蛤佃煮	76
明蝦	68	花蛤罐頭（水煮）	135
杯麵	114	花椰菜	87
松本茸	92	芹菜	86
松茸	93	金平牛蒡絲	95
枇杷	124	金針菇	91
果凍	129	金梭魚	65
果醬麵包	106	長山藥	91
油豆腐	79	長槍烏賊	69
油炸豆皮	79	青花菜	85
沾麵	111	青椒	86

153

青椒炒肉絲	55
青蔥	84
南瓜	85
南瓜濃湯	98
南蠻鴨肉蕎麥麵	110
南蠻雞	62
厚蛋燒	78
哈密瓜	123
威士忌	140
威士忌蘇打調酒 （Highball）	141
帝王蟹 （水煮）	69
後腿肉火腿	57
星鰻	65
柳丁	122
柿子	122
洋芋片	128
洋蔥	88
炸什錦豆腐餅	80
炸仙貝	129
炸白魚	74
炸竹莢魚	74
炸肉餅	60
炸牡蠣	75
炸起司雞里肌	62
炸魚餅	76
炸蝦	74
炸豬排	59
炸豬排醬	111
炸薯條	95
炸雞	62
炸雞排	62
炸雞塊	62
炸麵包	107
秋刀魚	66

秋刀魚罐頭 （蒲燒）	134
秋刀魚罐頭 （醬油漬）	134
秋葵	85
紅豆飯	101
紅豆餡麵包	106
紅豆罐頭	135
紅金眼鯛	66
紅金眼鯛魚乾	72
紅茶 （原味紅茶）	136
紅椒	86
紅鉤吻鮭	66
紅葉萵苣	87
紅葡萄酒	140
紅燒肉	59
紅蘿蔔	86
美乃滋	64
美乃滋 （熱量減半）	64
美乃滋蝦	75
胚芽米飯	100
苦瓜	88
英式馬芬	106
茄子	88
茄汁義大利麵	112
茅屋起司	120
虹鱒 （養殖）	66
韭菜	85
韭菜炒蛋	78
韭菜豬肝	55
香魚 （野生）	65
香菇	92
香蕉	123
唐揚雞	62
家鴨鴨肉	63
拿坡里義大利麵	113

食物營養成分索引

核桃麵包	106		高野豆腐	79
海苔茶泡飯	101		高湯蛋捲	78
海帶芽（乾燥）	96		高達起司	120
海帶芽沙拉	96		高麗菜	86
海帶芽湯	98		乾咖哩	103
海膽	71		乾香菇	92
海鮮丼	102		乾燒蝦仁	75
烏龍冷麵	108		乾燥櫻花蝦	75
烏龍茶	136		啤酒	138
烏龍湯麵	108		啤酒（中杯啤酒杯）	138
烏龍碗麵	114		國產牛五花	52
烘焙核桃	125		國產牛里肌	53
烤牛肉	55		國產牛後腿肉	52
烤豬肉	58		培根	58
烤鯖魚	72		培根蛋醬義大利麵	113
烤糯米糰子	130		康門貝爾起司	119
真鎖管	69		梅酒	141
粉紅鮭罐頭（水煮）	135		梨子	123
納豆	79		涼拌白芝麻豆腐茼蒿	94
茶碗蒸	78		涼拌秋葵	94
茼蒿	84		涼拌柴魚波菜	94
草莓	122		涼拌高麗菜沙拉	93
草蝦	68		淡味醬油（生抽）	81
荔枝	124		清酒	139
起司片	121		清酒（吟釀）	140
起司抹醬	121		清酒（純米）	139
起司粉	121		清酒（純米吟釀）	140
酒蒸花蛤	74		焗烤通心粉	114
馬札瑞拉起司	121		瓶裝啤酒（633ml）	138
馬芬	128		甜甜圈	128
馬斯卡彭起司	121		甜蝦	68
馬鈴薯	91		甜豌豆	89
馬鈴薯沙拉	94		紹興酒	140
馬賽魚湯	75		脫脂牛乳	118

155

荷包蛋	77
蛋包飯	103
蛋黃小饅頭	128
豚骨拉麵	111
通心粉沙拉	94
雪酪	132
雪蟹（水煮）	68
雪蟹罐頭（水煮）	135
魚肉腸	76
麥味噌	81
麥茶	136
麻婆豆腐	81
凱薩莎拉	93
善哉紅豆湯	132
斑節蝦（養殖）	68
最中餅	131
棉花糖	126
棒棒雞	62
湯素麵	110
無花果	122
無脂優格（無糖）	119
無酒精氣泡酒	137
無酒精啤酒	137
無骨牛小排	53
無備平	68
無調整豆乳	81
煮黑豆	80
琴酒	141
番茄	85
番茄汁	137
番茄汁（無鹽）	137
番茄醬	64
番薯	91
發泡酒	139

發泡酒（罐裝350ml）	139
發泡酒（罐裝500ml）	139
筑前煮	94
紫蘇葉	90
菠菜	84
菠蘿麵包	107
蛤蜊	70
蛤蜊巧達湯	98
蛤蜊味噌湯	97
進口牛五花	52
進口牛肋眼	52
進口牛沙朗	52
進口牛肩胛肉	52
進口牛後腿肉	52
進口牛菲力（瘦肉）	53
進口牛臀肉	52
進口牛臀肉（瘦肉）	53
酥餅	127
飯蛸	69
飯糰	101
黑木耳（水煮）	92
黑啤酒	138
黑麥麵包	105
黑蜜洋菜	96
圓形小餅乾	127
圓麵包	105
楓葉造型甜饅頭	131
楓糖漿	107
溫泉蛋	77
滑菇	92
滑菇味噌湯	97
煎餃	5
煎豬排	59
煎雞肉	61

食物營養成分索引

煙燻牛舌	54
照燒雞肉	62
照燒鰤魚	73
瑞可塔起司	121
碎火腿	58
義大利麵（水煮）	112
義式生醃鯛魚片	74
義式肉腸	58
腰內肉（瘦肉）	57
腰果	125
萩餅	132
萵苣	86
葉萵苣	87
葛切（乾）	90
葛饅頭	131
葡萄（Delaware）	124
葡萄柚	122
葡萄乾麵包	105
蜂蜜	107
蜂蜜蛋糕	130
蜆	70
蜆味噌湯	97
運動飲料	136
酪梨	124
嘉鱲（養殖）	67
嫩豆腐	79
滷什錦炸豆腐餅	80
滷油豆腐	80
漢堡	60
碳酸飲料	136
碳酸飲料（含咖啡因）	136
綜合堅果	125
綠豆製冬粉（乾燥）	90
綠茶	136

綠頭鴨鴨肉（無皮）	63
舞菇	92
蒜香辣椒義大利麵	113
蒟蒻絲	91
蒲燒鰻魚	73
蒸南瓜	94
蒸蛋糕	107
蜜糖納豆（四季豆）	130
辣油	64
遠東擬沙丁魚	65
銀杏（水煮）	125
銀魚	75
銅鑼燒	131
餅乾	127
骰子牛排	55
鳳梨	124
廣島燒	115
歐姆蛋	77
熱狗	58
熱狗麵包	105
瘤胃（牛肚）	54
穀物麥片（水果口味）	115
穀物醋	64
蓮藕	89
蔥花生鮪魚泥丼	102
蔬菜汁	137
蔬菜汁（無鹽）	137
蔬菜味噌湯	97
蔬菜濃湯	98
蝦夷蔥	84
蝴蝶切日本竹莢魚乾	72
蝴蝶切竹莢魚	72
蝴蝶切秋刀魚乾	71
蝴蝶切遠東多線魚乾	72

蝴蝶酥	127		燒酒雞尾酒 （罐裝 350ml）	139
調味乳 （濃）	118		燒賣	60
調整豆乳	81		糖果	126
豌豆	89		糖醋肉	59
豌豆莢	89		蕎麥冷麵	109
豌豆罐頭 （水煮）	135		蕎麥乾麵 （水煮）	109
豬五花	56		蕎麥湯麵	109
豬丼	102		蕨餅	131
豬外側後腿肉	56		蕪菁	88
豬外側後腿肉 （瘦肉）	56		螢火魷 （水煮）	69
豬肉味噌湯	97		親子丼	102
豬肉咖哩	103		餛飩湯	98
豬肝	57		優格 （加糖）	119
豬里肌	55		優格 （無糖）	119
豬里肌 （瘦肉）	55		優酪乳	119
豬肩肉	56		櫛瓜	87
豬肩肉 （瘦肉）	56		磯邊燒年糕	115
豬肩肉培根	58		薑	90
豬後腿肉	56		薑汁燒肉	59
豬後腿肉 （瘦肉）	56		霜淇淋	132
豬排三明治	105		韓式冷麵	112
豬排丼	102		韓國萵苣	87
豬梅花肉	56		鮪魚生魚片	70
豬梅花肉 （瘦肉）	57		鮪魚罐頭 （水煮・低脂）	133
豬絞肉	57		鮪魚罐頭 （油漬・白肉）	134
豬腳 （水煮）	57		鮪魚罐頭 （油漬・低油脂）	134
醋拌小黃瓜和海帶芽	96		鮪魚罐頭 （醬油漬）	134
醋漬鯖魚	71		鮭魚生魚片	71
擔擔麵	111		鮭魚卵	71
橄欖油	64		鮭魚罐頭	134
橘子	122		鮮奶油 （乳脂肪）	121
橘子	122		鮮奶油 （植物脂肪）	121
燉牛肉	55		鴻喜菇	92
燒酒 （加冰塊）	140		檸檬	123

食物營養成分索引

藍莓	123
藍黴起司	120
醬油	81
醬油仙貝	129
醬油拉麵	111
雜炊	101
雞肉咖哩	103
雞肝	61
雞里肌	61
雞胗	61
雞胸肉	60
雞胸肉（無皮）	60
雞軟骨	61
雞絞肉	61
雞腿肉	61
雞腿肉（無皮）	61
鬆餅	128
羅勒醬汁義大利麵	113
鯖魚乾	72
鯖魚罐頭（水煮）	134
鯖魚罐頭（味噌）	134
鯛魚生魚片	71
鯛魚燒	130
鯨魚皮	63
鯨魚尾鰭肉	63
鯨魚瘦肉	63
鵪鶉蛋	78
鵪鶉蛋罐頭（水煮）	135
糰子串（紅豆）	130
蘆筍	84
蘆筍罐頭（水煮）	135
蘇打餅	127
蘋果	123
蘑菇	93

鰈魚	65
麵衣烏龍麵	108
麵衣蕎麥麵	110
櫻桃	123
櫻桃蘿蔔	88
蘭姆酒	141
鰤魚	67
鰹魚半敲燒	74
鰹魚罐頭（醬油漬）	133
蘿蔔芽	90
罐裝咖啡（含糖・牛奶）	137
罐裝咖啡（微糖）	137
罐裝啤酒（130ml）	138
罐裝啤酒（350ml）	138
罐裝啤酒（500ml）	138
罐裝啤酒（無醣）	139
罐頭牛肉	54
鷹嘴豆（未熟化）	89
鷹嘴豆（水煮）	90
鹽味日式炒麵	112
鹽味拉麵	111
鹽味碟魚乾	73
鹽烤秋刀魚	71
鹽烤遠東多線魚	72
鹽烤鮭魚	72
餅	106

參考文獻

『1週間で勝手に痩せていく体になるすごい方法』(著者 栗原毅・日本文芸社)

『図解で改善! ズボラでもラクラク! 1週間で脂肪肝はスッキリよくなる』(著者 栗原毅・三笠書房)

『内科医と歯科医が教える 病気知らずの食べ方みがき方』(監修 栗原毅・日東書院本社)

『その効果に専門家が驚いた 内臓脂肪を落とす方法BEST5』(監修 栗原毅・笠倉出版社)

『Dr.栗原のチョコ健康法 内臓脂肪はチョコレートで落ちる!』(監修 栗原毅・アントレックス)

立即改善！告別脂肪肝！
專為脂肪肝患者設計的飲食指南＆食物營養成分書
一番かんたん！即改善！脂肪肝の人のための食品成分BOOK

監督編修	／栗原毅
譯　　者	／龔亭芬
特約主編	／霍爾（好室書品）
封面設計	／謝宛廷
內頁排版	／洪志杰
發 行 人	／許彩雪
總 編 輯	／林志恆
出 版 者	／常常生活文創股份有限公司
地　　址	／106 台北市大安區信義路二段130號
讀者服務專線	／(02) 2325-2332
讀者服務傳真	／(02) 2325-2252
讀者服務信箱	／GOODFOOD@TASTER.COM.TW
法律顧問	／浩宇法律事務所
總 經 銷	／大和圖書有限公司
電　　話	／(02) 8990-2588
傳　　真	／(02) 2290-1628
製版印刷	／上海印刷廠股份有限公司
初版一刷	／2024年11月
定　　價	／新台幣420元
ISBN	／978-626-7286-17-3

FB｜常常好食　　網站｜食醫行市集

著作權所有・翻印必究
（缺頁或破損請寄回更換）

SHIBOKAN NO HITO NO TAMENO
SHOKUHIN SEIBUN BOOK
©NIHONBUNGEISHA 2023
Originally published in Japan in 2023
by NIHONBUNGEISHA Co., Ltd.,Tokyo,
Traditional Chinese Characters
translation rights arranged with
NIHONBUNGEISHA Co., Ltd,.Tokyo,
Through TOHAN CORPORATION,
TOKYO AND JIA-XI BOOKS CO., LTD.,
NEW TAIPEI CITY.

國家圖書館出版品預行編目(CIP)資料

立即改善！告別脂肪肝！專為脂肪肝患者設計的飲食指南＆食物營養成分書；栗原毅　監督編修；龔亭芬　譯.-- 初版.-- 臺北市：常常生活文創股份有限公司, 2024.11　160 面；15X21 公分

譯自：一番かんたん！即改善！脂肪肝の人のための食品成分BOOK
ISBN 978-626-7286-17-3（平裝）

1. CST: 肝病　2.CST: 脂肪肝　3.CST: 健康飲食

415.53　　　　　　　　　　113015873